医学逻辑思维

刘 虹 著

东南大学出版社
·南京·

图书在版编目(CIP)数据

医学逻辑思维/刘虹著. —南京:东南大学出版社,2011.6(2016.3重印)
ISBN 978-7-5641-2869-2

Ⅰ.①医… Ⅱ.①刘… Ⅲ.①医学逻辑—逻辑思维 Ⅳ.①R-02

中国版本图书馆 CIP 数据核字(2011)第 119967 号

医学逻辑思维

著　　者:	刘　虹
出版发行:	东南大学出版社
出 版 人:	江建中
社　　址:	南京四牌楼 2 号　邮编:210096
电　　话:	(025)83793330　(025)83362442(传真)
网　　址:	http://www.seupress.com
经　　销:	全国各地新华书店
印　　刷:	兴化印刷有限责任公司
开　　本:	700mm×1000mm　1/16
印　　张:	16
字　　数:	296 千字
版　　次:	2011 年 8 月第 1 版　2016 年 3 月第 3 次印刷
书　　号:	ISBN 978-7-5641-2869-2
定　　价:	32.00 元

本社图书若有印装质量问题,请直接与读者服务部联系。
电话(传真):025-83792328

《大医学术文库》编委会名单

（排名不分先后）

杜治政　《医学与哲学》杂志主编
张大庆　北京大学医学人文研究院院长
孙慕义　东南大学人文医学系教授
高兆明　南京师范大学应用伦理学研究所所长
赵明杰　《医学与哲学》杂志副主编
王　虹　南京医科大学第一附属医院院长
鲁　翔　南京医科大学第二附属医院院长
丁义涛　南京鼓楼医院院长
潘淮宁　南京第一人民医院院长
易学明　南京军区总医院院长

选题策划：刘　虹　刘庆楚

目 录

哈维是这样发现血液循环的——逻辑与医学逻辑

一、普通逻辑学的研究对象 ································ 3
二、医学逻辑学的研究对象 ································ 5
三、医学逻辑学的认识论价值 ······························ 8

居维叶缘何不怕狰狞怪物——医学词项逻辑

一、词项 ·· 13
 （一）医学词项和医学概念的联系与区别 ·············· 13
 （二）医学词项的逻辑特征 ·························· 14
 （三）医学词项的种类和外延的关系 ·················· 16
 （四）医学词项的限制和医学词项的定义 ·············· 22
 （五）医学词项的划分 ······························ 30
二、医学直言命题及医学直接推理 ························ 33
 （一）什么是医学直言命题 ·························· 33
 （二）医学直言命题的种类 ·························· 35
 （三）医学直言命题词项的周延性 ···················· 39
 （四）医学对当关系推理 ···························· 41
 （五）医学命题变形推理 ···························· 48
三、医学三段论 ·· 52
 （一）什么是医学三段论 ···························· 52
 （二）医学三段论的规则 ···························· 54
 （三）医学三段论的格与式 ·························· 60
四、医学关系命题及其推理 ······························ 68
 （一）什么是医学关系命题 ·························· 68
 （二）逻辑关系的性质 ······························ 69
 （三）逻辑关系推理 ································ 71

医生和律师的博弈——医学命题逻辑

一、医学命题和推理概述 ································ 79
  （一）医学命题的特征 ····························· 79
  （二）医学命题与判断 ····························· 80
  （三）医学命题与语句 ····························· 80
  （四）医学命题形式及其种类 ····················· 81
  （五）医学推理及其分类 ·························· 82

二、医学简单命题和医学复合命题 ····················· 83
  （一）医学简单命题 ······························· 83
  （二）医学复合命题 ······························· 84

三、医学联言命题及其推理 ····························· 85
  （一）医学联言命题 ······························· 85
  （二）医学联言推理 ······························· 86

四、医学选言命题及其推理 ····························· 88
  （一）医学相容选言命题 ·························· 88
  （二）医学不相容选言命题 ······················· 89
  （三）医学相容选言推理 ·························· 90
  （四）医学不相容选言推理 ······················· 94
  （五）医学选言推理临床应用的注意点 ········· 97

五、医学假言命题及其推理 ····························· 97
  （一）医学假言命题中的条件 ····················· 97
  （二）充分条件的医学假言命题 ·················· 98
  （三）充分条件的医学假言推理 ·················· 100
  （四）必要条件的医学假言命题 ·················· 107
  （五）必要条件的医学假言推理 ·················· 108
  （六）充分必要条件的医学假言命题 ············ 111
  （七）充分必要条件的医学假言推理 ············ 112

六、医学等值命题及其推理 ····························· 115
  （一）等值命题 ···································· 115
  （二）医学等值推理 ······························· 116

七、医学负命题及其推理 ································ 118

（一）医学负命题 ………………………………………… 118
　　（二）医学双重否定推理 ………………………………… 119
八、医学复合命题的其他推理 ………………………………… 120
　　（一）医学二难推理 ……………………………………… 120
　　（二）医学假言联言推理 ………………………………… 122
　　（三）医学假言联锁推理 ………………………………… 124

我的女儿可能会下金蛋——医学模态逻辑

一、医学模态命题 ……………………………………………… 129
　　（一）模态命题的概念 …………………………………… 129
　　（二）医学模态命题的种类和关系 ……………………… 130
二、医学模态三段论 …………………………………………… 134
　　（一）必然模态三段论 …………………………………… 134
　　（二）必然和直言模态三段论 …………………………… 135
　　（三）必然和可能模态三段论 …………………………… 135
　　（四）可能和直言模态三段论 …………………………… 136
　　（五）可能模态三段论 …………………………………… 136

急诊医生断定集体食物中毒的依据——医学归纳逻辑

一、医学归纳推理 ……………………………………………… 141
　　（一）什么是医学归纳推理 ……………………………… 141
　　（二）医学归纳推理的特征 ……………………………… 141
二、医学归纳推理的分类 ……………………………………… 142
　　（一）完全归纳推理 ……………………………………… 142
　　（二）不完全归纳推理 …………………………………… 142
三、古典类型的归纳逻辑 ……………………………………… 144
　　（一）枚举归纳法 ………………………………………… 144
　　（二）消去归纳法 ………………………………………… 145
四、现代类型归纳逻辑 ………………………………………… 158
　　（一）概率逻辑 …………………………………………… 158
　　（二）模态归纳逻辑 ……………………………………… 162
　　（三）科学归纳推理 ……………………………………… 162

卡介苗发现中的逻辑方法——医学类比逻辑

一、医学类比推理的内涵 ································· 167
 （一）基于事物之间的相似性 ····················· 167
 （二）医学类比推理的特征 ························· 168
二、医学类比推理的外延 ································· 170
 （一）医学肯定类比推理 ···························· 170
 （二）医学否定类比推理 ···························· 172
 （三）医学中性类比推理 ···························· 173
三、医学类比推理的属性 ································· 173
 （一）医学类比的原则和方法 ····················· 173
 （二）医学类比的价值和局限 ····················· 174

恶性甲状腺结节的诊断成立吗——医学论证逻辑

一、医学证明的方法 ······································· 183
 （一）医学直接证明 ·································· 183
 （二）医学间接证明 ·································· 184
二、医学证明的规则 ······································· 189
 （一）论题应清楚明确 ······························ 189
 （二）论题应当保持同一 ··························· 189
 （三）论据应当是已被确认为真的命题 ········ 189
 （四）论据的真实性不应依赖于论题的真实性 ··· 190
 （五）从论据应能推出论题 ························ 190
三、医学反驳的方法 ······································· 190
 （一）反驳及其结构 ·································· 190
 （二）反驳的方法 ····································· 191

究竟是不是心肌梗死——医学逻辑规律

一、医学思维中的同一律 ································· 197
 （一）同一律的内容与要求 ························ 197
 （二）违反同一律产生的逻辑错误 ··············· 198
二、医学思维中的矛盾律 ································· 200

（一）矛盾律的内容和要求 …………………………………… 200
　　（二）违反矛盾律所产生的逻辑错误 …………………………… 202
三、医学思维中的排中律 ………………………………………… 202
　　（一）排中律的内容和要求 …………………………………… 202
　　（二）违反排中律所产生的逻辑错误 …………………………… 203
四、医学思维中的充足理由律 …………………………………… 204
　　（一）充足理由律的内容和要求 ……………………………… 204
　　（二）充足理由律在医学思维中的作用 ……………………… 204

遗传中的变异和变异中的遗传——医学辩证逻辑

一、辩证逻辑与医学辩证逻辑 …………………………………… 209
　　（一）辩证逻辑与形式逻辑 …………………………………… 209
　　（二）逻辑范畴与辩证逻辑范畴 ……………………………… 209
二、医学辩证逻辑与医学辩证逻辑范畴的特征 ………………… 210
　　（一）医学辩证逻辑 …………………………………………… 210
　　（二）医学辩证逻辑范畴的特征 ……………………………… 211
三、医学辩证逻辑的主要范畴 …………………………………… 211
　　（一）生理与心理 ……………………………………………… 211
　　（二）结构与功能 ……………………………………………… 214
　　（三）遗传与变异 ……………………………………………… 218
　　（四）动态与稳态 ……………………………………………… 220
　　（五）局部与整体 ……………………………………………… 222
　　（六）正常和异常 ……………………………………………… 231
　　（七）典型与非典型 …………………………………………… 235
　　（八）特殊病征和一般病征 …………………………………… 237
　　（九）治疗目的与治疗手段 …………………………………… 240

参考文献 …………………………………………………………… 246

哈维是这样发现血液循环的

——逻辑与医学逻辑

在哈维发现血液循环的过程中,逻辑思维发挥着至关重要的作用。哈维首先提出了假设:心脏每次跳动的排血量大约是两盎司,心脏每分钟大约跳动72次,可算出每小时大约有540磅血液从心脏排至动脉。但是540磅远远超过一个正常人的整个体重。这3倍于人体体重的血液(按正常人体体重计算)是从哪里来又到哪里去了呢?哈维提出了"血液循环"的假说。这个假说的逻辑推论如下:

如果人体内的血液不是循环运行的,
那么每小时经心脏流向全身的血液就有人体体重的3倍之多;
实际上人体在1小时之内既不可能产生也不可能容纳这么多的血液,
所以,人体内的血液是循环的。

哈维的故事说明,医学逻辑在医学思维活动中有着非常重要的作用。本书从医学思维的特点和需要出发,在"医学普通逻辑"和"医学辩证逻辑"两大部分中,系统介绍与医学思维关系密切的医学逻辑知识和方法。

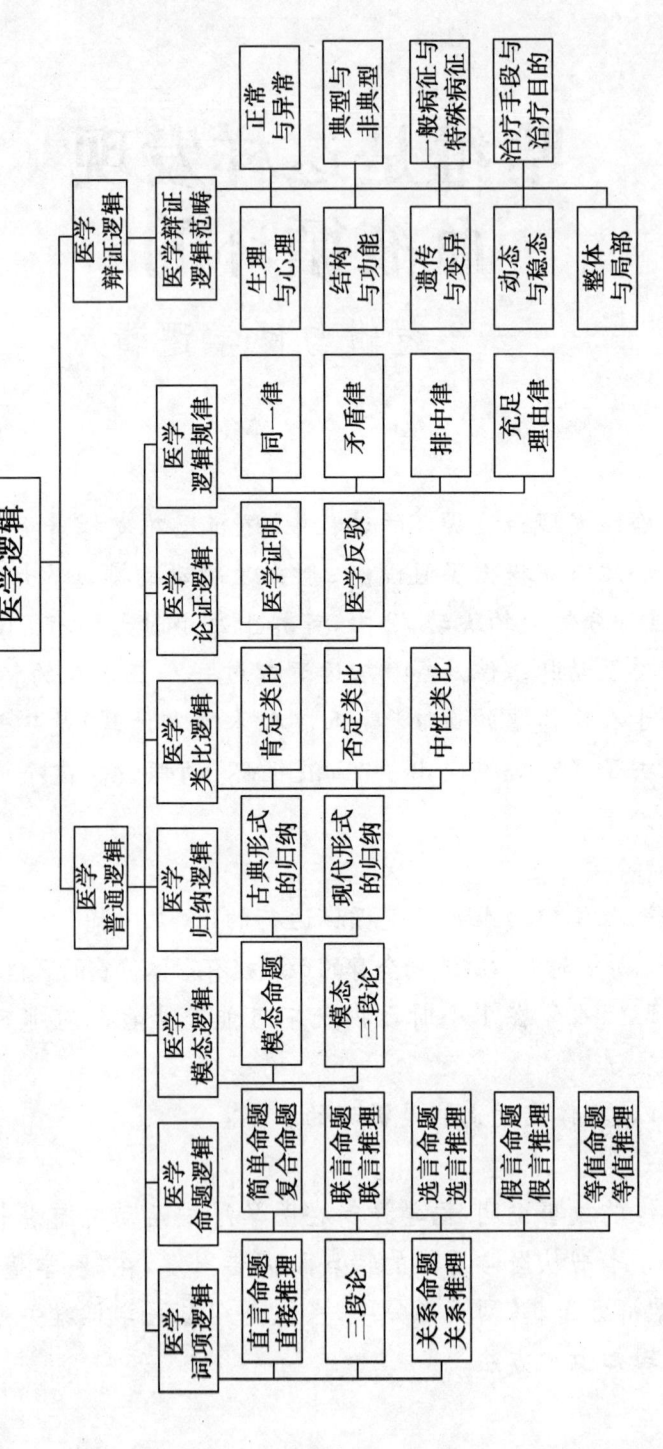

一、普通逻辑学的研究对象

古今中外,凡是具有正常思维能力的人,都在自觉或不自觉地运用着逻辑知识。

[例1-1]

一位年轻的科学工作者希望参加爱迪生的实验室工作。他非常诚恳地对爱迪生说:"我有一个伟大的理想,我要发明一种万能的溶解剂,它能溶解一切物质。"

"万能溶解剂吗?"爱迪生听后吃了一惊:"那么,你打算把它放在什么容器里面呢?"

显然,这位年轻人的思维不符合逻辑。科学思维必然是符合逻辑的思维。逻辑学既是人类文明进步获得的重要成果,也是推动人类文明进步的重要工具。迄今,逻辑学的发展已经走过了2 400年的历史。

[例1-2]

2 500年前古希腊有一位富有传奇色彩的哲学家叫赫拉克利特,他写过一部总称为《论自然》的书,阐述了世界的本质是一团燃烧的"活火"的哲学思想:"这个有秩序的宇宙对万物都是相同的,它既不是神也不是人所创造的,它过去、现在和将来永远是一团永恒的活火,按一定尺度燃烧,一定尺度熄灭。"他提出了火的燃烧不是无序的,而是具有一定的尺度和逻各斯的思想。

在赫拉克利特提出"逻各斯"的概念之后,古希腊的哲学家亚里士多德的逻辑学巨著《工具论》标志着逻辑学从哲学、认识论中独立出来,形成了一门以推理为中心,特别是以三段论为中心的独立学科。因此,亚里士多德被尊称为"逻辑学之父"。随后的2 000多年期间,亚里士多德的继承者们不断补充和发展他的形式逻辑理论。逍遥学派的德奥弗拉斯特和欧德慕对亚里士多德的推理形式有所发展,提出了命题逻辑的问题;斯多葛学派的克里斯普斯构造了一个与亚里士多德的词项逻辑不同的命题逻辑理论。英国的近代唯物主义哲学家弗兰西斯·培根在总结前人归纳法的基础上,创立了归纳逻辑。德国古典哲学大师康德、黑格尔深入研究了人类思维的辩证运动,独辟蹊径地创立了辩证逻辑。1847年,英国数学家布尔建立了"布尔代数",并利用符号来表示逻辑中的各种概念,至此,数理逻辑的基础已经初步形成。在传统逻辑和经典逻辑的基础上,逻辑学不断扩展,出现了模态逻辑、时态逻辑、道义逻辑、优选逻辑、问题逻辑等等。同时,"异常逻辑"也不断涌现:多值逻辑、直觉主义逻辑、量子逻辑、自由逻辑等等。

亚里士多德创立的普通逻辑学是逻辑学各种分支的基础,其研究对象主要是思维的形式而不是思维的内容。现代普通逻辑学在研究对象上延续着亚里士多德的精神,主要研究思维形式及其规律,或者说,现代普通逻辑学是关于思维形式(包括词项、命题、推理、论证等等)的科学。

"逻辑"是"logos"的一词的译音,赫拉克利特最初把"逻各斯"引入哲学时就是一个复杂的多义词,有语言、说明、尺度、理性、法则之意。现代汉语的"逻辑",往往是在以下几个含意上使用的:

1. 客观规律

[例1-3]

过强过久过急的心理应激导致免疫力下降,免疫力下降导致病情加重。这是合乎逻辑的。

[例1-3]中的"逻辑"是指客观事物的规律。

2. 思维规律

[例1-4]

"你的诊断意见依据不充分,有些推理不符合逻辑"。

[例1-4]中的"逻辑"是指思维的规律。

3. 理论观点

[例1-5]

明明是违规收费,损害患者的利益,却还说是按章办事,这是什么逻辑?

[例1-5]中的"逻辑"是指一种理论或观点。

4. 与逻辑学同义,指研究思维形式及其规律的科学。本书所说的"逻辑",主要就是在这个含义上使用的。

二、医学逻辑学的研究对象

医学逻辑学是对医学思维的逻辑学研究。医学逻辑学研究的对象是医学思维的形式结构而不是医学思维对象的具体内容。正确掌握和运用医学思维中的形式结构去分析临床认识问题是保证医学思维正确性的关键。医学思维离不开命题和推理。这些内容不同的命题和推理有哪些共同的形式结构呢?

[例1-6]
所有的"非典"病人或疑似病人都要隔离监护。

[例1-7]
所有全日制医科大学的学生都是通过高考录取的。

[例1-8]
所有医生都是具有执业资格的。

上述各句都是命题,它们分别陈述三类不同的对象具有不同的属性,内容各不相同。但它们的形式结构都是:

所有 S 都是 P

其中"S"和"P"是可变的部分,可以用任何具体的词项去代换它们;"所有……都是……"是不变的部分,是这类命题所共同具有的,是"S"和"P"所表示的各不相同的具体思维内容间共同的联系方式。

[例1-9]
如果某患者血检发现了疟原虫,那么该患者患有疟疾。

[例1-10]
如果他泄露患者隐私并造成严重后果,那么他应当承担相应法律责任。

[例1-11]
如果违反无菌操作原则,那么会造成术后感染。

这三个命题也各有不同的内容,但也有共同的形式结构:

如果 p,那么 q

其中,"p"和"q"是可变的部分,可以用任何具体命题去代换它们;"如果……那么……"是不变的部分,是这一类命题所共同具有的,是"p"和"q"所表示的各不相同的具体思维内容间共同的联系方式。

[例1-12]
所有的病毒都没有独立的新陈代谢系统,
所有的HIV都是病毒,
所有的HIV都没有独立的新陈代谢系统。

[例1-13]
所有公民都是民事权利的主体,
超计划生育指标出生的孩子是公民,
所以,超计划生育指标出生的孩子是民事权利的主体。

以上两例是推理,它们的具体内容不同,但也有共同的形式结构,它们都由三个命题组成,其中包含三个不同的词项。它们所具有的形式结构可表示为:

所有的 M 都是 P
所有的 S 都是 M

所以,所有的 S 都是 P

其中,"M"、"P"、"S"是可变的部分,可以用任何具体的词项去代换它;其余的部分则是不变的部分,是这一类推理所共同具有的,是"M"、"P"、"S"所表示的具体内容间的共同联系方式。

[例1-14]
如果某患者有胃溃疡病史,那么可导致胃溃疡穿孔,某患者有胃溃疡病史,所以,某患者可能患有胃溃疡穿孔。

[例1-15]
如果他的行为构成医疗侵权,那么他应当承担相应责任,
他的行为构成医疗侵权,
所以,他应当承担相应责任。

以上两例也是推理,它们的具体内容也不相同,但有着共同的形式结构:

如果 p,那么 q
p
所以,q

其中,"p"和"q"是可变的部分,可以用任何具体的命题去代换它;其余的部分则是不变的部分,是这一类推理所共同具有的,是"p"和"q"所表示的具体内容间的共同联系方式。

从上面所举的例子可知,具体来说,医学思维的形式结构就是指由词项构成的各种不同内容的命题自身所具有的共同结构,以及由命题构成的各种不同内容的推理自身所具有的共同结构。

医学思维的形式结构也叫思维的逻辑形式,它是由逻辑常项和变项组成的。逻辑常项是指逻辑形式中不变的部分,即在同一种逻辑形式中都存在的部分,它有着固定的意义,是区分不同种类的思维形式结构的唯一依据。变项是指逻辑形式中可变的部分,即在逻辑形式中可以表示任一具体

内容的部分,变项不论代入何种具体内容,都不会改变其逻辑形式。

例如,在"所有 S 都是 P"这一逻辑形式中,"所有……都是……"不能任意改变,是逻辑常项;S 和 P 是变项,可以代入任一词项,被称作词项变项。又如,在"如果 p,那么 q"这一逻辑形式中,"如果……那么……"不能任意改变,是逻辑常项;"p"和"q"是变项,它可以代入任一命题,被称作命题变项。

三、医学逻辑学的认识论价值

在医学领域中,强调逻辑思维能力的训练,是有悠久历史的。

[例 1-16][1]

在意大利萨莱诺创建的西方最早的医科大学的条例中,便规定:"除非学生们先前已经在逻辑方面打好了基础,就不能期望他们去学习医学科学,我们决定,若不事先学三年逻辑,不得学习医学。"

人们系统地研究医学逻辑问题已经有近 200 年的历史。1819 年,G. Blane 的《医学逻辑要义》出版;1855 年,F. Oesterlen 的《医学逻辑》问世;前苏联哲学家柯普宁院士 1951 年和奥西波夫教授合著的《诊断理论的基本问题》从传统的形式逻辑方面研究医学思维;美国学者范斯坦的《布尔代数和临床分类学》开始从数理逻辑的角度研究医学逻辑等等。我国学者阮芳赋 1964 年就开始倡导医学工作者学习逻辑学。1980 年以来,他在《医学与哲学》上连续发表论文,系统介绍了医学逻辑学知识。

医学是一门复杂性学科,逻辑知识在医学思维活动中有着非常重要的作用。

医学思维是缜密的、复杂的精神活动。面对复杂问题的时候,逻辑学可以为医学提供思维成熟的思维范型:如何明晰概念、如何形成命题、如何正确推理、如何通过推理的前提和结构之间的关系得到真结论;如何保证医学思维过程的确定性、一致性、明确性和论证性。

医学活动是需要同业群体的相互交流和合作。逻辑学是在沟通中准确表达思想、严密地论证思想、反驳谬误的重要工具。只有系统掌握基本的逻辑学知识,才能在文字和书面沟通中自觉做到观点明确、条理清晰、富有说服力。

医学认识客体的表现是真伪并存、错综复杂的。医学思维是一个充满着去伪存真、辨别真假的过程。普通逻辑学对思维形式结构的研究,是从它所表现的思维的真假关系方面来进行的,是医学思维辨别思维真假关系的途径,对医学思维活动具有重要的方法论价值。

思维形式结构本身无所谓真假,但其中的变项代入具体内容后,便形成了有真有假的具体思想。同一思维形式结构在不同的代入下,成为有不同内容的具体思想。这些具体思想事实上是真是假,即是否符合客观事物情况,逻辑学并不能解决。逻辑学关心的是,当变项代入具体内容时,基于思维形式结构的不同,其真假情况所表现出的规律性。这种规律性在于:

有一类思维形式结构在任意代入下都表达真实的思想内容,这类思维形式结构称为逻辑规律,例如,"所有 S 是 S","P 或者非 P"等;

另一类思维形式结构在任意代入下都表达虚假的思想内容,这类思维形式结构称为逻辑矛盾,例如,"有的 S 不是 S","P 并且非 P"等;

还有一类思维形式结构在有的代入下表达真实的思想内容,在有的代入下表达虚假的思想内容,例如"所有 S 是 P"、"如果 p,那么 q"等。

逻辑学论证逻辑规律,分析逻辑矛盾,说明什么样的思维具有形式结构上的正确性或可靠性,是合乎逻辑的。

综上所述,普通逻辑学是研究思维的形式结构及其规律的学说,推理形式及其有效性的判定是它的核心内容。医学思维逻辑是逻辑学在医学思维领域的具体运用,是研究医学思维共同的形式结构的理论。

注释:

[1] 阮芳赋. 医学逻辑学的基本概念.《医学与哲学》,1984 年第 3 期,第 31 页

居维叶缘何不怕狰狞怪物
——医学词项逻辑

乔治·居维叶是法国生物学家,对古生物学很有研究;又是比较解剖学的奠基者。有一次,他在睡午觉,被一阵怪里怪气的声音吵醒了。

他发现窗口有一个狰狞怪物,便仔细打量了一番,只见那怪物头上长角,脚上一双蹄子,于是笑道:"有角和蹄子的动物啊,都是不吃肉的,我才不怕呢。"说完,又高枕而卧。

这是一个调皮的学生在跟老师捣蛋,但他没有想到西洋镜这样轻易地被戳穿了,恶作剧的结果暴露了自己的无知。

原来,根据比较解剖学,食草动物外表的特点是有蹄子,而凡有蹄子的动物都有食草特性而且性情温和。因此,在居维叶的意识里很快形成了一个正确的三段论:

凡是有蹄子的动物都是不吃肉的,
这个动物是有蹄子的动物,
所以,这个动物是不吃肉的。

在医学词项逻辑这部分内容中,我们将介绍包括医学三段论在内的诸如医学词项的内涵、外延、定义、直言命题和直言推理、关系命题和关系推理等内容。

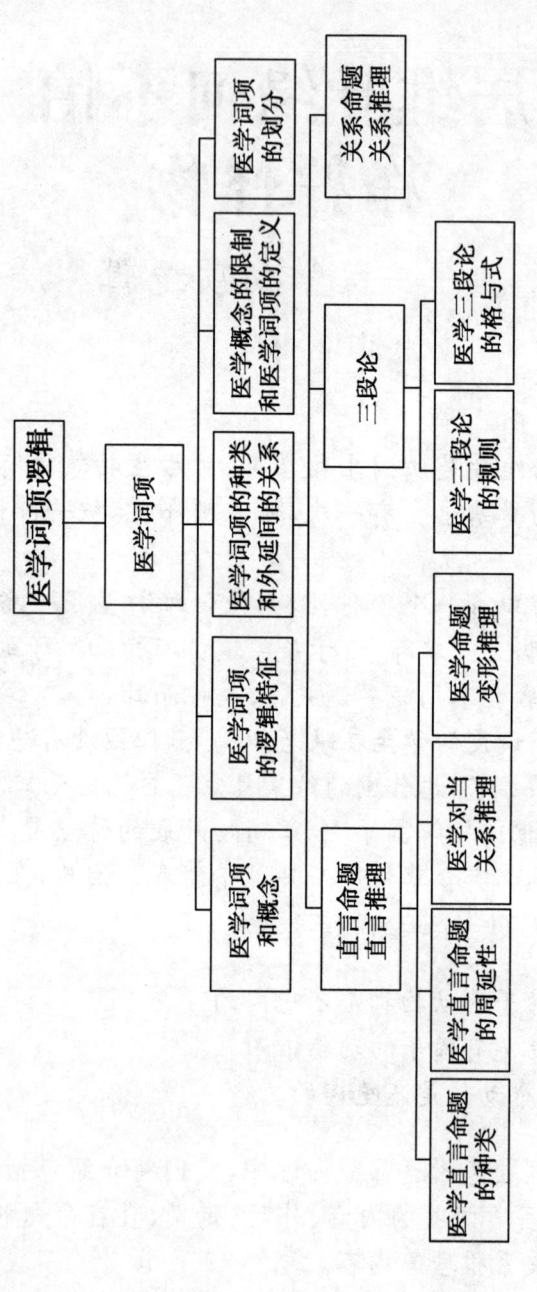

一、词项

(一) 医学词项和医学概念的联系与区别

所谓"词项"是指最小的能够独立运用的意义单位。在传统逻辑中,词项是指能够在陈述句中充当主语和谓语的词语。这样,专有名词、普通名词、代词、摹状词等都可以充当陈述句的主词和谓词,因而它们都是词项。在现代逻辑中,词项因其具有独立的意义,所以能够作为一个独立的成分出现在句子或公式中。往往在简单命题中充当主项和谓项。

医学词项是我们思考医学问题,与同事、患者沟通的逻辑起点。医学工作者如果对词项有认识上的偏差,思维就会出现混乱,沟通就会出现障碍。了解医学词项的逻辑特征,掌握与医学词项相关的各种逻辑方法,是进行医学思维和交流的可靠的基础和平台。

医学词项是医学思维活动中最小的能够独立运用的意义单位,往往担任医学简单命题的主项或谓项。

[例 2-1]
<u>幽门螺杆菌</u>是胃溃疡的<u>主要致病菌</u>。

[例 2-2]
<u>病人</u>是<u>需要医学技术帮助和医学人文关怀的人</u>。

[例 2-3]
<u>以基因工程为代表的生物技术</u>是<u>当代知识经济的制高点</u>。

上面各例都是简单命题,其中画横线的部分都是医学词项,它们分别充当简单命题的主项或谓项。

词项是概念和语词的统一。概念是词项的思想内容,这种思想内容是以语词为语言表达形式的。人们在认识自然现象时能得到日月星辰、山川草木、飞禽走兽等概念;在认识社会现象时会形成政治、经济、生产力等概念;通过对精神现象的抽象概括形成感觉、意识等概念;学习医学的时候会形成滑车、染色体、基因、微生物、胆总管、肺结核、肿瘤等概念。概念的形成和存在必须依赖于语词,每一概念都是同与它相应的语词一起形成,并用语词把它确定下来、巩固起来和表达出来的。

所谓概念,就是反映对象本质属性的思维形式。概念是对认识对象一定程度的抽象和凝结,概念的形成过程是对认识对象感性材料去粗取精、去伪存真的加工过程,同时,也是认识由表及里、由此及彼的不断深化过程。概念是最基本的思维形式,是思维的细胞,是理性认识的起点,也是进行进一步思维活动的基本构成元素。概念支撑词项,词项构成判断,判断组成推理。没有概念,词项没有内涵,命题和推理失去了存在的前提。

但是,概念和语词之间并不是一一对应的。这表现在:任何概念都必须通过语词来表达,但不是所有的语词都表达概念。在汉语中,语词分为实词和虚词两大类,实词都是表达概念的,而虚词一般不表达概念;同一概念可以用不同的语词来表达;同一语词在不同的语境中可以表达不同的概念。

以下是同一概念用不同词语表达的情况:

[例 2-4]

"恶性肿瘤"和"癌"

"克隆恩氏病"和"局限性肠炎"

"神经性皮炎"和"慢性单纯苔藓"

(二) 医学词项的逻辑特征

作为一种专业语言符号,医学词项总是在特定的语境中表达特定的意义,医学词项的意义包括内涵和外延两个部分,体现着医学词项的逻辑特征。医学词项的内涵和外延是相互制约的,一定的内涵制约着一定的外延,而一定的外延也制约着一定的内涵。

1. 医学词项的内涵

所谓医学词项的内涵是该词项所指称的医学认识对象及其本质属性。医学词项从质的方面揭示医学思维对象区别于其他事物的、内在的规定性。

[例 2-5]

牛海绵状脑病(疯牛病)是牛的一种以中枢神经组织发生空泡变性为特征的新传染病。

[例 2-6]
艾滋病毒是一种逆转录 RNA 病毒。

[例 2-5]和[例 2-6]分别揭示了词项"牛海绵状脑病"和"艾滋病毒"的本质属性是"一种以中枢神经组织发生空泡变性为特征的新传染病"和"一种逆转录 RNA 病毒"。

2. 医学词项的外延

所谓医学词项的外延是指该词项所反映的具有同一内涵的客观对象的范围。它从量的方面揭示了符合特定医学思维对象的特有属性或区别性特征的集合或类别。

[例 2-7]
免疫球蛋白根据其结构可分为五大类：IgG、IgM、IgA、IgE 和 IgD。

[例 2-8]
肺结核分为五型：原发型肺结核（Ⅰ型）、血行播散型肺结核（Ⅱ型）、浸润型肺结核（Ⅲ型）、慢性纤维空洞型肺结核（Ⅳ型）、结核性胸膜炎（Ⅴ型）。

[例 2-7]和[例 2-8]分别揭示了符合"免疫球蛋白"和"肺结核"内在规定性的所有对象或类型。

3. 医学词项的内涵和外延的关系

医学词项的内涵和外延的制约关系突出地表现在：医学词项的内涵是识别医学词项外延的向导、依据和标准。或者说，词项的内涵决定词项的外延，医学词项的外延不能决定医学词项的内涵。

医学词项内涵所反映的对象的性质有多有少，其外延所涉及的对象的范围有大有小。因此，医学词项的内涵和其外延具有一种反变关系，这种反变关系是指：内涵越多则外延越小，内涵越少则外延越大；外延越小则内涵越多，外延越大则内涵越少。

"恶性肿瘤"和"肿瘤"两个医学词项的内涵与外延的反变关系："恶性肿瘤"的内涵比"肿瘤"的内涵多，因为"恶性肿瘤"除了具有"肿瘤"的本质属性外，还加上"恶性"这方面的属性。"恶性肿瘤"的外延就小于"肿瘤"的外延，因为恶性肿瘤只是肿瘤中的一部分，数量肯定比全部肿瘤数量少。

18世纪瑞士数学家欧拉(1707—1783)创造了一种用圆圈表示词项间外延关系的图解法,后人称之为欧拉图。下列一组词项的内涵和外延的关系可以用欧拉图表示出来:

[例2-9]
1 大学生
2 女性大学生
3 女性临床专业的大学生
4 女性临床专业的应届大学生
5 女性临床专业应届24周岁的大学生
6 女性临床专业应届24周岁优秀的大学生
7 女性临床专业应届24周岁优秀中共党员大学生

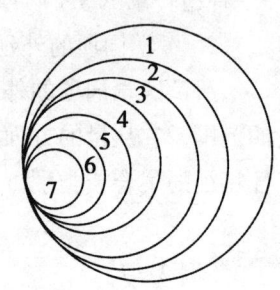

(三) 医学词项的种类和外延的关系

1. 词项的种类

根据不同的标准可以把医学词项分为不同的种类。对于将要学习的有关直言命题及其推理的知识而言,必须搞清楚下述四种关于词项的分类。

(1) 单独词项和普遍词项

根据词项所指称的对象的数量的不同,可以把词项分为单独词项和普遍词项。

单独词项是指称独一无二的对象的词项,包括专有名词和限定摹状词。医学的专业术语往往都指称一个特定的对象。

[例2-10]
"O157菌"、"艾滋病毒"、"舞蹈症"、"克隆恩氏病"、"先天性髋关节发育不良患儿"、"黑矇性家族性白痴"、"重度非典型增生"。

普遍词项是指称一类事物或两个或两个以上对象的词项。它们的外延是由两个以上乃至许多分子组成的类。

[例 2-11]

"医学生"、"医院"、"医生"、"患者"、"阿司匹林片"、"胰腺癌"。

(2) 肯定词项和否定词项

根据词项所指称的对象是否具有某种属性,可以把词项分为肯定词项和否定词项。

肯定词项是指称对象具有某种属性的词项。

[例 2-12]

"诺瓦克胃肠炎"、"健康"、"正常死亡"、"条件反射"、"典型肺炎"、"稳态"、"平衡"。

否定词项是指称对象不具有某种属性的词项。

[例 2-13]

"未成年人"、"不健康"、"非正常死亡"、"无过错"、"非条件反射"、"非典型肺炎"、"非稳态"、"失衡"。

从汉语表达上看,在汉语中,否定词项往往带有"非"、"无"、"不"等否定词。但要注意,带有"非"、"无"、"不"字样的语词并不都表达否定词项,如"不管部长"、"无价之宝"等。

[例 2-14]

"无症状":无症状本身是疾病表现的一种特殊方式,患者没有自觉症状,医生检查也没有阳性发现。

(3) 集合词项与非集合词项

根据词项所指称的对象是否为集合体,可以把词项分为集合词项和非集合词项。

集合词项是以集合体为指称对象的词项。非集合词项是不以集合体为指称对象的词项。集合体是一个统一不可分割的整体。其特点是:集合体所具有的属性只为集合体本身所具有,作为其组成部分的个体并不具有。例如,丛书是集合体,一套丛书很优秀,不一定其中每一种书都很优秀。因此,集合词项只适用于它所反映的集合体,而不适用于组成集合体的任何一个个体。

非集合词项是以非集合体为反映对象的词项。非集合体本身具有的属性为该类事物所包含的每一个分子所具有。实际上,非集合词项是反映一类事物的概念,即类概念。例如,动物是一个类,其性质是:是生物,多以有机物为食料,有神经,有感觉,能运动。属于动物类的每一个元素,例如,每一只狗、每一只猫都会有这样的性质。由于类概念在反映事物类的同时,也就反映了组成类的每一个分子。因此,非集合词项的特点在于:它所反映的类所具有的属性,其分子必然有。

所指对象是集合体的词项是集合词项。例如:基因组、蛋白质组学、细胞团、手术小组、护理单元,……所指对象是一般的类的词是非集合词项。例如:基因、蛋白质、细胞、手术者、护士……

要准确分辨集合词项与非集合词项,往往要在特定的语境中考察。以下列各句是集合词项还是非集合词项的分辨为例。

[例 2-15]
医生是知识分子。(集合词项)
护士是白衣天使。(集合词项)
风疹病毒是引起新生儿先天异常最多的病原体。(非集合词项)
医院出医疗事故了。(非集合词项)

(4) 实体词项和属性词项

根据词项所反映的对象是否为具体事物,可以把词项分为实体词项和属性词项。

实体词项是反映具体事物的词项。

[例 2-16]
"细胞"、"肾上腺素"、"肿瘤"、"胰岛"、"升血糖激素"、"基因"、"血液"等。

属性词项是反映事物属性的词项。

[例 2 - 17]

"恶性"、"良性"、"弥漫"、"浸润"、"鳞状"等。

2. 词项外延间的关系

设 S 和 P 分别表示两个不同的词项,它们外延之间的关系,用欧拉图表示可能是下列五种关系之一。

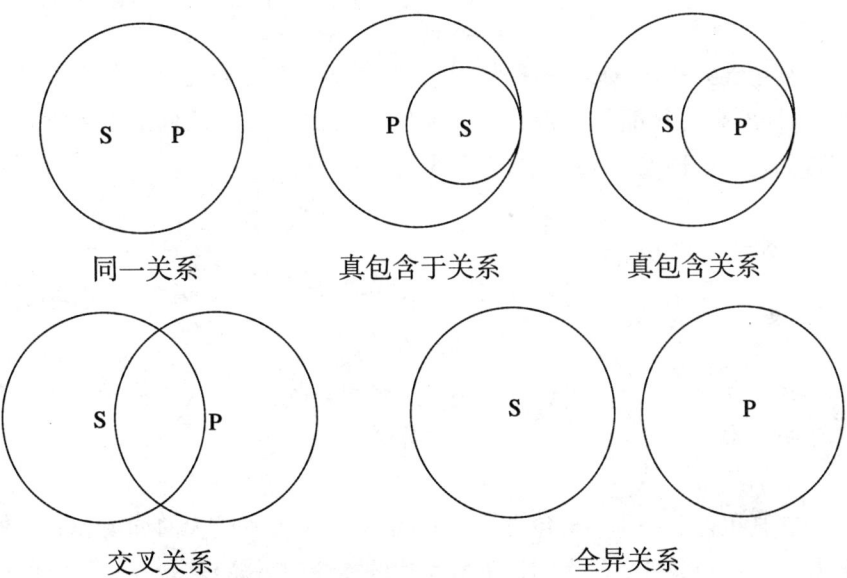

同一关系，也称之为全同关系。如果 S 和 P 的外延完全重合,即所有的 S 是 P,并且所有的 P 是 S,那么,S 与 P 就是同一关系。这种关系可用欧拉图表示为:

[例 2 - 18]

S	P
青霉素	盘尼西林
病人	患者
局限性肠炎	克隆恩氏病

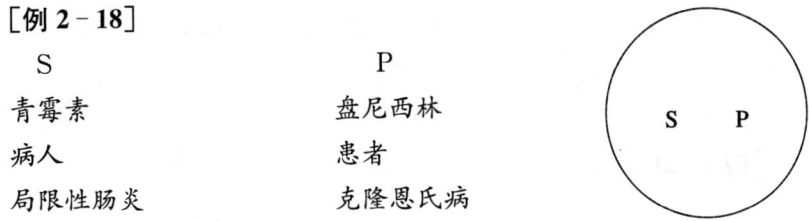

真包含于关系,也称之为种属关系。如果 S 的全部外延同 P 的部分外延相重合,即所有的 S 都是 P 并且有的 P 不是 S,那么 S 与 P 之间的关系就

是真包含于关系。这种关系可用欧拉图表示为：

[例 2 - 19]

S	P
临床医学	医学
心绞痛典型症状	典型症状
庆大霉素	抗生素

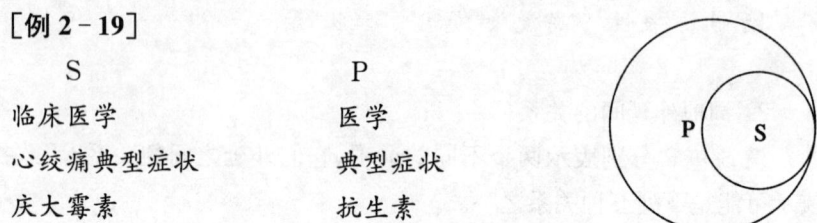

真包含关系，也称之为属种关系。如果 S 的部分外延与 P 的全部外延重合，即所有的 P 都是 S，但有的 S 不是 P，那么 S 与 P 之间的关系就是真包含关系。这种关系可用欧拉图表示为：

[例 2 - 20]

S	P
医学	临床医学
典型症状	心绞痛典型症状
抗生素	庆大霉素

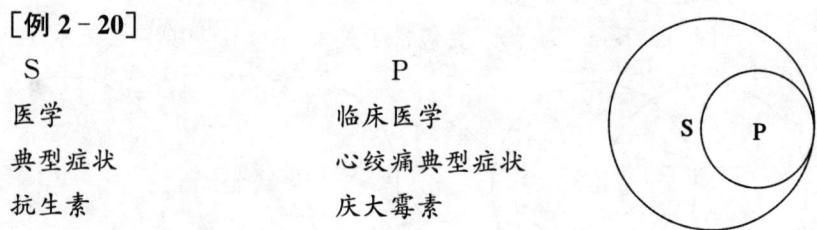

在真包含于关系和真包含关系中，都有一个外延较大的词项和一个外延较小的词项。外延较大的词项所表达的概念叫做属概念，外延较小的词项所表达的概念叫做种概念。因此，真包含于关系和真包含关系就相应的可称为种属关系和属种关系。

交叉关系：如果 S 的部分外延与 P 的部分外延重合，即有的 P 是 S，但有的 S 不是 P，那么 S 与 P 之间的关系就是交叉关系。这种关系可用欧拉图表示为：

[例 2 - 21]

S	P
健康	疾病
高血压患者	糖尿病患者
恶性肿瘤	胶质瘤

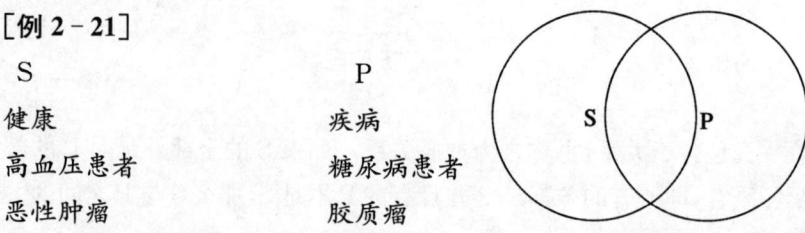

全异关系：如果 S 的部分外延与 P 的部分完全不重合，即所有的 P 都不是 S，所有的 S 都不是 P，那么 S 与 P 之间的关系就是全异关系。这种关系可用欧拉图表示为：

[例 2-23]

S	P
正常死亡	非正常死亡
特异性病因	非特异性病因
细菌性感染	非细菌性感染

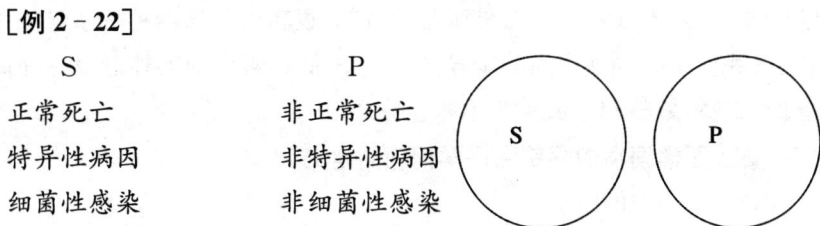

就同一论域来说，词项的全异关系还可进一步分为矛盾关系和反对关系。

矛盾关系是指，如果 S 和 P 具有全异关系，并且二者的外延之和等于其属概念 C 的全部外延，那么 S 与 P 的关系就是矛盾关系。这种关系可用欧拉图表示为：

[例 2-23]

S	P
先天性痴呆	后天性痴呆（属概念：真性痴呆）
他觉性耳鸣	自觉性耳鸣（属概念：耳鸣）
旋转性眩晕	一般性眩晕（属概念：眩晕）

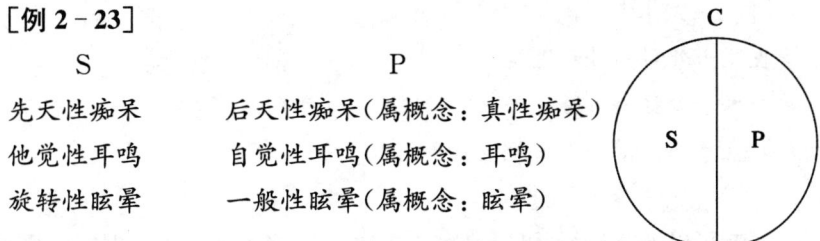

反对关系是指：如果 S 和 P 具有全异关系，并且二者的外延之和小于其属概念 C 的全部外延，那么 S 与 P 就是反对关系。这种关系可用欧拉图表示为：

[例 2-24]

S	P
健康	疾病（属概念：健康状态）
中性粒细胞	淋巴细胞（属概念：白细胞）
良性肿瘤	恶性肿瘤（属概念：肿瘤）

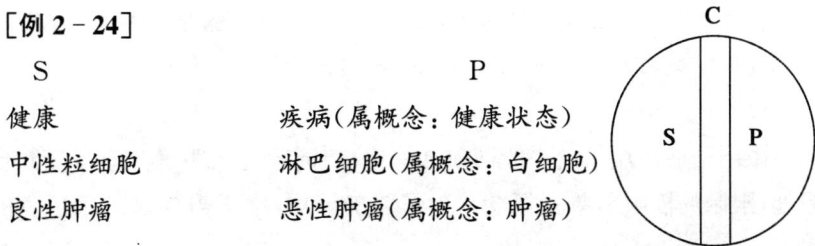

词项外延间的上述五种关系,是任意两个词项之间可能具有的全部关系。因此,两个具体词项之间的关系必然是这五种关系中的一种,也只能是这五种关系中的一种。

全同关系、真包含于关系、真包含关系和交叉关系有一个共同点,即 S 与 P 两个词项至少有一部分外延是重合的,逻辑上把这四种关系又统称为相容关系。两个词项之间的全异关系是 S 和 P 两个词项外延没有任何部分重合的关系,逻辑上又称为不相容关系。

(四) 医学词项的限制和医学词项的定义

1. 医学词项的限制

限制是缩小概念外延的方法,即由外延较大的词项过渡到外延较小的词项,换言之,限制是由属概念过渡到种概念。公式可以表示为:

$$属概念 + 内涵 \rightarrow 种概念$$

医学词项的限制是指通过增加词项的内涵以缩小概念的外延,由属概念过渡到种概念,以明确医学概念的一种方法。

[例 2-25]

医生 + 外科 → 外科医生

手术 + 心脏 → 心脏手术

抗生素 + 广谱 → 广谱抗生素

限制可以连续进行,可以一次或多次,但是否多次,要根据实际思维需要而定。

[例 2-26]

超声检查 + 多普勒 + 彩色 → 多普勒彩色超声检查

糖尿病昏迷 + 高渗性 + 非酮证 → 高渗性非酮症糖尿病昏迷

紫绀 + 缺血性 + 周围性 → 缺血性周围性紫绀

限制词项适用于把一般词项具体化,使词项更加明确。但是限制也有限度,限制的极限是单独概念。为了明确词项,常常需要对外延过宽的词项加以限制。如果应当限制而没有限制,属于外延过宽的错误。有时虽然使用了限制词不达意,也会出现限制不当的错误。

2. 医学定义

(1) 医学定义的概念

定义是揭示词项内涵的逻辑方法。在医学理论和医学思维中,给一个概念下定义,就是用简短、明确的语句将概念反映对象的本质属性或特有属性揭示出来。医学定义是一种普遍使用的逻辑方法,在医学思维中发挥着十分重要的作用。

通过定义,能够把对事物已有的认识总结、巩固下来,作为后续认识的活动基础,这是定义的基本价值。医学由于其自身的复杂性,是需要一代又一代人不断探索、薪火相传的事业。医学定义是上一代人认识的成果的凝聚,也是下一代人承前启后、继往开来的基点。所以,定义是医学进步的逻辑基础。

通过定义,人们能够揭示一个词项、概念、命题的内涵和外延,从而明确他们的使用范围,进而弄清某个词项、概念、命题的使用是否合适。这是定义的分析价值。例如,脑死亡是临床上的一个重要事件。"脑死亡"的定义无疑是指导医学实践的关键。

[例 2 - 27]

在 1968 年在第 22 届世界医学大会上,美国哈佛医学院脑死亡定义审查特别委员会提出了"脑功能不可逆性丧失"作为新的死亡标准,并制定了世界上第一个脑死亡诊断标准,从而明确了脑死亡的定义是:脑死亡是指包括脑干在内的全脑功能丧失的不可逆转的状态。脑死亡有别于"植物人","植物人"脑干功能存在,昏迷只是由于大脑皮层受到严重损害或处于突然抑制状态,病人可以有自主呼吸、心跳和脑干反应,而脑死亡则无自主呼吸,是永久、不可逆性的。美国哈佛医学院脑死亡定义的具体标准是:1. 不可逆的深度昏迷;2. 自发呼吸停止;3. 脑干反射消失;4. 脑电波消失(平坦)。凡符合以上标准,并在 24 小时或 72 小时内反复测试,多次检查,结果无变化,即可宣告死亡。但需排除体温过低(<32.2℃)或刚服用过巴比妥类及其他中枢神经系统抑制剂两种情况。

不少国家过去一直把"心跳停止"和"呼吸消失"作为死亡的标准。但随着医学科技的发展，病人的心跳、呼吸、血压等生命体征都可以通过一系列药物和先进设备加以逆转或长期维持。但是如果脑干发生结构性破坏，无论采取何种医疗手段均无法挽救患者生命。因此，与心脏死亡相比，脑死亡显得更为科学，标准更可靠。但是，究竟什么是"脑死亡"？必须有一个明确的定义。

（2）医学定义的结构

医学定义是由三个部分组成，即被定义项、定义项和定义联项。

[例 2 - 28]
预后是对某种疾病发展过程和最后结果的预测。

被定义项是其内涵有待于明确的概念，如上例中的"预后"。被定义项既可以是关于事物本身的概念，也可以是反映事物的性质和关系的概念，通常用 DS 来表示。定义项是用来明确被定义项内涵的概念，如上例中的"对某种疾病发展过程和最后结果的预测"。定义项既可以是表达事物、性质、关系的词语或符号，也可以是一个语句，通常用 DP 来表示。

定义联项是联结被定义项和定义项的语词。在一般情形下，其左方是被定义项，右方是定义项。定义联项通常由"是"、"就是"、"即"、"称为"、"是指"等语词来表达。定义的公式是：DS 是 DP。

（3）医学定义的种类及下定义的方法

医学定义通常分为两大类：真实定义和语词定义。真实定义直接揭示概念所反映的对象的特有属性，即概念的内涵。语词定义则是通过揭示表达概念的语词的含义来间接明确概念的内涵的。

① 真实定义

真实定义也称为本质定义，它是明确概念所反映对象的特有属性的定义。

基本的真实定义方法是属加种差定义，即定义项由被定义项的邻近属概念和种差构成，可用公式表示为：被定义项＝邻近属概念＋种差。

属加种差定义方法的具体步骤为：

第一，找到被定义项邻近的属概念。

[例 2 - 29]
白癜风是一种原发性的、局限性或泛发性的皮肤色素脱失症。

这个定义中的"皮肤色素脱失症"即定义项邻近的属概念。

第二,找到种差,即可以将被定义项所反映的对象与包含在同一属中其他种事物区别开来的特有属性或本质规定。

[例 2 - 29]中的"原发性、局限性或泛发性"即在同一属中其他种事物区别开来的特有属性或本质规定。

第三,用种差限制邻近属概念以构成定义项。

[例 2 - 29]的"原发性、局限性或泛发性的"即用来区别邻近属概念的种差限制。

第四,用适当的定义联项将被定义项和定义项联结,形成一个完整的定义。

[例 2 - 29]中的定义联项为"是"。

下例也是一例真实定义。

[例 2 - 30]
口腔粘膜病是发生在口腔内除牙病以外所有的疾病。

一个概念的属概念往往是多层次的。用属加种差的定义方法给概念下定义时,要求先找出被定义项的邻近属概念,但"邻近属概念"是相对而言的。究竟应选择哪一个作为属概念,要根据下定义时解决问题的实际需要而定。

如"人"这一概念的属概念有"生物"、"动物"、"脊椎动物"、"哺乳动物"、"灵长目动物"等,而"人是能够制造和使用生产工具的动物"这一定义则是以"动物"作为邻近的属概念,其原因即在于定义所要求的是把人和其他动物区别开来。

由于事物的特有属性或本质属性是多方面的,基于研究的不同需要,人们可以从不同的角度揭示事物的特有属性,因而就可以找出不同的种差。正是由于种差的多样性,使得用属加种差方法做出的定义也是多种多样的。主要的表现形态有:

性质定义:种差是被定义项所反映的对象的性质的定义即为性质定义。

[例 2-31]

抗体是血清中能与病原体等物质结合的球蛋白。

发生定义：种差是被定义项所反映的对象产生或形成情况的定义即为发生定义。

[例 2-32]

疫苗是将用人工繁殖并经杀灭或毒力减弱的病原体或其有效成分，加入辅料制成的一类预防用生物制品。

[例 2-33]

肺结核是由结核杆菌引起的慢性肺部感染，咳嗽、胸痛、咯血、潮热、盗汗、消瘦、血沉增速为其主要临床特征。

[例 2-34]

冠状动脉粥样硬化性心脏病简称冠心病，它是因供应心脏本身的冠状动脉管壁形成粥样斑块造成血管腔狭窄所致心脏病变。

功用定义：种差是被定义项所反映对象的功能作用的定义即为功用定义。

[例 2-35]

病原微生物的毒力是病原体对抗人体防御功能和损伤人体的能力。

关系定义：种差是被定义项所反映的对象与另一对象之间的关系，或者它与另一对象对第三者的关系的定义即为关系定义。

[例 2-36]

幽门螺杆菌是一种微需氧的革兰阴性杆菌。

② 语词定义

语词定义是明确语词确切含义的定义。语词定义可分为说明的语词定义和规定的语词定义两种。

说明的语词定义：说明的语词定义是对某个语词的已有的、并得到社会承认的意义做出解释、说明的定义。词典中对词的解释基本上是说明的语词定义。

[例 2-37]

金鸡纳霜是治疗疟疾的特效药，来自金鸡纳树皮中含有的一种生物碱。

规定的语词定义：规定的语词定义是人们通过约定对某个原有的或新出现的词赋予特定意义的定义。

[例 2-38]

"医政学院"是南京医科大学从事卫生事业管理、人文医学和政治理论课教学和科研的院级教学机构。

[例 2-39]

"非典"即传染性非典型肺炎，是由 SARS 冠状病毒引起的一种具有明显传染性、可累及多个脏器系统的特殊肺炎，世界卫生组织将其命名为严重急性呼吸综合征(severe acute respiratory syndrome, SARS)。

规定的语词定义所定义的词在一个时期可以看做一种约定，经过一定时期的使用后往往变成了新的通用语。如"红眼病"、"帅呆了"、"大腕儿"、"量贩式 KTV"等。

说明的语词定义因其是否符合该语词的既定意义而有真假之分，而规定的语词定义则只有规定是否合理的问题，而没有真假之分。

(4) 下定义的规则

第一，定义必须相应相称即定义项的外延必须与被定义项的外延相等。违反这条规则就会犯"定义过宽"或"定义过窄"的逻辑错误。定义过宽，就是定义项的外延大于被定义项的外延。

[例 2-40]

癫痫是大脑功能失调和功能障碍。

上例定义项"大脑功能失调和功能障碍"的外延大于被定义项"癫痫"。定义过窄，就是定义项的外延小于被定义项的外延。

[例 2-41]

癫痫是意识功能障碍。

上例定义项"意识功能障碍"外延小于被定义项"癫痫"。"癫痫"的正确定义应该为：

[例 2-42]

癫痫是由大脑神经细胞异常放电引起的突然性、反复性和短暂性的大脑功能失调，可以表现为运动、感觉、意识、精神等多方面的功能障碍。

[例 2-43]

弓形虫是由猫传播的寄生虫。

上例定义不正确，传播弓形虫的不仅仅是猫，该定义犯了"定义过窄"的错误。

第二，定义不能循环，即定义项中不得直接或间接地包含被定义项。这是因为被定义项本身是有待明确的概念，如果定义项中直接或间接包含了被定义项，也就意味着包含了本身尚不明确的概念，从而也就达不到通过定义明确概念的目的。违反定义的这一规则就会犯两种逻辑错误：

"同语反复"的逻辑错误：如果定义项与被定义项只是在语言形式上有所不同，从而在定义项中直接包含被定义项，即为"同语反复"的逻辑错误。

[例 2-44]

损害因素，是指对人体有损害的因素。

上例定义项"对人体有损害的因素"中直接包含被定义项"损害因素"。

"循环定义"的逻辑错误：如果定义项中间接地包含了被定义项，就是"循环定义"的逻辑错误。

[例 2-45]
生命是有机体的新陈代谢。

在这个定义中，虽然表达定义项的词语没有简单重复表达被定义项的词语，但其中定义项中"有机体的新陈代谢"要明确，必须依赖于"生命"这个被定义项来说明，所以，这个定义的定义项间接地包含了被定义项。

第三，定义必须清楚、确切，不能用隐喻之词和含混之词。违反这条规则就会犯"定义含混"或"以喻代定义"的逻辑错误。

[例 2-46]
肿瘤是遮蔽生命阳光的魔掌。

上例表述是一种文学表述，但不是科学定义。应为：

[例 2-47]
肿瘤是机体在各种致瘤因素作用下，局部组织的细胞异常增生而形成的新生物，常表现为局部肿块。

第四，定义一般不能用否定的形式，违反这条规则就会犯"定义否定"或"定义离题"的逻辑错误。

[例 2-48]
白血病不是出血性疾病。

上例只能说明被定义项"白血病"不是什么，而不能从正面揭示它的内涵："白血病是血液系统发生的一种恶性肿瘤"。
但是，给负概念下定义的时候可以用否定形式。"无症状"这个负概念可以这样予以定义。

[例 2 - 49]

无症状现象是指患者的症状未被感知、未被发现的现象。

(五) 医学词项的划分

1. 什么是医学词项的划分

医学词项的划分是揭示词项外延的逻辑方法,即是将母词项分为若干个子词项的方法。通过划分可以明确属概念的全部外延,有助于人们准确理解和运用属概念及其种概念。

划分是由母项、子项和划分标准这三部分构成的。

2. 医学词项划分的方法

一次划分法是指按照一定标准将母项划分为若干子项,即划分的全过程只有一个层次子项的方法。

[例 2 - 50]

生物分为微生物、植物和动物三大类。

[例 2 - 51]

根据动物形态和解剖学上相似程度,可将动物分为以下 19 种:原生动物、海绵动物、腔肠动物、栉水母动物、扁形动物、纽形动物、假体动物、环节动物、星虫动物、软体动物、节肢动物、苔藓动物、腕足动物、帚虫动物、棘皮动物、毛颚动物、须腕动物、半索动物、脊索动物。

连续划分法是指将划分出来的子项作为母项继续划分,一直划分到满足要求为止。

[例 2 - 52]

现代自然科学分为基础科学、技术科学、应用科学三大类。基础科学探索自然界未知事物及其规律,如数学、天文学、地学、物理学、化学、生物学等。技术科学是技术理论性质的科学,如电子技术、激光技术、能源技术、空间技术等。应用科学是直接应用于生产、生活的技术和工艺性质的科学,如电子计算机工程、遗传工程等。这三类科学相互区别、相互联系,共同发挥自然科学的各种功能。

二分法是依据一个标准,将母项划分为两个互为矛盾关系的子项。

[例 2-53]
"症状"可以分为"典型症状"和"非典型症状";"死亡"可以分为"正常死亡"和"非正常死亡"。

这样划分是为了将注意力集中在某个特殊类别上,如强调"非典型症状"对临床思维的重要意义。

等级划分法是依据某种价值标准,将母项分为属于不同等级的子项。在医学思维中,等级划分法是医学重要的思维方法,是区分、鉴别同一医学研究对象或临床认识对象发展的不同阶段、不同程度,以便采用有效对策的思维工具。例如烧伤烫伤的等级和恶性肿瘤的分期都是等级划分法的具体运用,在临床思维活动发挥着重要的指导作用。

[例 2-54]
烧伤烫伤的等级可以依据其严重程度用等级划分法可分为三个等级。Ⅰ度:表皮层红肿热痛、小水泡不落疤痕、七天左右痊愈;浅Ⅱ度:表皮层红肿热痛、大水泡直达真皮、不落疤痕十四天左右痊愈;深Ⅱ度:真皮层损伤、真皮肌肉伤处有结痂、渗出一般落轻度疤痕、二十至三十天可痊愈;Ⅲ度:肌肉骨骼伤、渗出少、难痊愈、落疤痕面积大、易得败血症、可危及生命、俩月以上痊愈。

[例 2-55]
目前,世界有关组织和各国相继制定了许多肿瘤的分期系统,有些是通用的(适用于多种类型的肿瘤),而有一些专门用于某些肿瘤。如 TNM 分期系统,由国际抗癌联盟(UICC)及美国癌症协会(AJCC)推荐;SEER 综合分期,由美国国立癌症研究所流行病学和远期结果监测计划(SEER)制订;FIGO 分期系统,由国际妇产科学联盟制订,用于女性生殖部位癌症;Duke 分期系统,基于肠壁的浸润深度和淋巴结累及与否用于结、直肠癌的分期系统;Clark 分期系统,基于不同皮肤层浸润深度用于皮肤黑色素瘤的病理学分期系统;Breslow 分期系统,也是一种在毫米水平上测定肿瘤厚度的用于皮肤黑色素瘤的病理学分期系统;Jewett/Marshall 分期系统,基于

膀胱壁的浸润深度用于膀胱癌的病理学分期系统；Smith/Skinner 分期系统，用于睾丸癌的分期系统；Jackson 分期系统，用于阴茎癌的分期系统；等等。不同地区或研究者可采用不同的分期系统。这些分期中，有的通用性较好，有的专一性很强；有的部分重复，有的彼此互补。不过，无论采用哪一种分期方法，均涉及描述一种特定肿瘤的扩散程度，通常包括以下几种情况：In-situ——原位、Localized——局部（未扩散）、Regional——区域（淋巴结转移）、Distant——远处（转移）。

3. 医学词项划分的规则

第一，划分所得各子项的外延之和必须等于母项之和，违反这条规则就会犯"划分不全"或"多出子项"的逻辑错误。

划分不全，就是划分所得各子项的外延之和小于母项的外延，即有的子项被遗漏了。

[例 2-56]
医学可以划分为技术医学和人文医学。

此例中"医学"的子项有遗漏，如"基础医学"、"应用医学"。

[例 2-57]
微生物分为细菌、病毒、真菌、放线菌、螺旋体。

此例"微生物"的子项划分有遗漏，如立克次体、支原体和衣原体等，犯了"划分不全"的错误。

多出子项，就是划分所得各子项外延之和大于母项外延之和，即把一些不属于母项的概念当作了子项。

[例 2-58]
医学可以划分为基础医学、应用医学、技术医学、人文医学和环境科学。

此例中"医学"的多出子项，如"环境科学"。

第二,划分所得各子项的外延间必须是不相容关系,违反这条规则,就会犯"子项相容"的逻辑错误。

[例 2 - 59]
医学可以划分为基础医学、应用医学、预防医学、技术医学和人文医学。

此例中"应用医学"和"预防医学"的外延是相容关系,因此,犯了"子项相容"的逻辑错误。

第三,每次划分必须按照同一标准进行,如果在同一标准中采取不同标准,就会犯"混淆根据"的逻辑错误。

[例 2 - 60]
医院可以划分为综合性医院、专科医院和军队医院。

上例在同一标准中采取了不同的划分标准,犯了"混淆根据"的逻辑错误。

第四,划分必须逐级进行,违反这条规则就会犯"越级划分"的逻辑错误。

[例 2 - 61]
医学可以划分为基础医学、应用医学、技术医学和医学社会科学。

"医学社会科学"与"基础医学"、"应用医学"、"技术医学"不是一个层面的概念,犯了"越级划分"的逻辑错误。同样,下例也是划分不当,犯了"越级划分"的逻辑错误。

[例 2 - 62]
大肠杆菌属分为正常菌群、致病性大肠杆菌和肠出血性大肠杆菌。

二、医学直言命题及医学直接推理

(一) 什么是医学直言命题

医学直言命题就是直接陈述对象具有或不具有某种性质的简单命题。

医学直言命题也称医学性质命题。医学直言命题由主项、谓项、联项和量项四部分构成,其基本结构是:(量项)＋主项＋(联项)＋谓项。

[例2-63]
狂犬病的死亡率是100％。

[例2-64]
艾滋病人的唾液不传染艾滋病。

[例2-65]
刘老师是这样上的医学逻辑的!

[例2-63]直接陈述狂犬病的死亡率高达100％的性质;[例2-64]直接陈述艾滋病人唾液不会传染艾滋病的性质;[例2-65]直接陈述刘老师怎样上医学逻辑的性质。

主项是表示被陈述对象的词项。如[例2-63]中的"狂犬病的死亡率"、[例2-64]中的"艾滋病人的唾液"、[例2-65]中的"刘老师"。谓项是表示被陈述对象具有或不具有的性质的词项。如[例2-63]中的"100％"、[例2-64]中的"不传染艾滋病"、[例2-65]中的"这样上的"。联词是表示主项和谓项之间的联系的语词。直言命题的联项有两种:"是"和"不是"。"是"称肯定联项,"不是"称否定联项。在语言表达中,肯定联项有时可以省略,例如:"艾滋病人的唾液不传染艾滋病",否定联项则不能省略。量项是表示主项所指的对象数量的词项。量项分为全称量项、特称量项和单称量项。

全称量项表示该命题陈述了主项所指称的对象的全部,即陈述了主项的全部外延。表示全称量项的语词通常有"所有"、"一切"、"任何"、"凡"等。全称量项可以省略。如[例2-63]狂犬病的死亡率是100％就可省略量项"所有"。省略联项后,其含义不会改变。

特称量项表示该命题至少陈述了主项所指称的对象中的一个,即对主项作了陈述,但未陈述主项的全部外延。表示特称量项的语词通常有"有的"、"有些"、"有"等。特称量项不能省略,如:

[例 2 - 66]
有些疾病是自限性疾病。

在直言命题的逻辑结构中,主项和谓项是逻辑变项,分别用 S 和 P 来表示;联项和量项分别表示直言命题的质和量,它们都是逻辑常项。

(二) 医学直言命题的种类
根据不同的标准,可以将医学直言命题分为不同的种类。按质可分为:肯定命题和否定命题。按量可分为:全称命题、特称命题和单称命题。按质和量的结合,可分为以下六种:

1. 医学全称肯定命题
医学全称肯定命题是陈述主项所指称的全部对象都具有某种性质的命题。

[例 2 - 67]
所有医生都是具有执业医师资格的。

[例 2 - 68]
所有医院都是医疗机构。

医学全称肯定命题形式为:所有 S 都是 P。用符号表示为:SAP。简记为:A。

从主项同谓项外延间的关系看,医学全称肯定命题陈述了 S 的全部外延都和 P 的外延相重合,但没有陈述 S 的全部外延是否和 P 的全部外延相重合。而当 S 和 P 具有全同关系或真包含于关系时,S 的全部外延都和 P 的外延相重合。如下图所示:

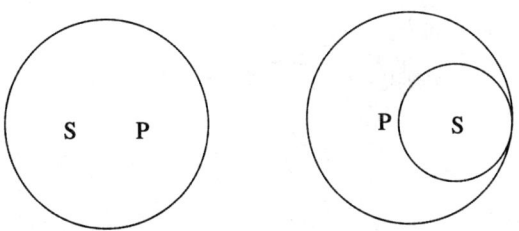

因此,医学全称肯定命题陈述了 S 和 P 之间是全同关系或真包含于关系,但具体其主、谓项间究竟是哪一种关系,SAP 并未陈述。从另一个角度

说,当 S 与 P 所表示的具体词项之间具有全同关系(如[例 2-68])或真包含于关系(如[例 2-67])时,SAP 都是真的。

2. 医学全称否定命题

医学全称否定命题是陈述主项所指称的全部对象都不具有某种性质的命题。

[例 2-69]

所有的微生物都不是肉眼可见的。

[例 2-70]

公共卫生事业不是商业行为。

医学全称否定命题形式为:所有 S 都不是 P。用符号表示:SEP。简记为:E。

从主项同谓项外延间的关系看,全称否定命题陈述了 S 的全部外延都排斥在 P 的全部外延之外。而只有当 S 和 P 具有全异关系时,S 的全部外延才排斥在 P 的全部外延之外。如下图所示。

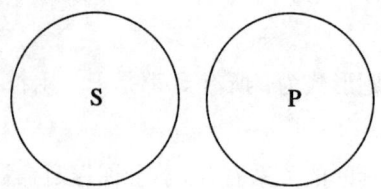

因此,全称否定命题陈述了 S 和 P 之间是全异关系。从另一个角度说,当 S 和 P 所表示的具体词项之间具有全异关系(如[例 2-69]、[例 2-70])时,SEP 总是真的。

3. 医学特称肯定命题

医学特称肯定命题是陈述主项所指称的对象至少有一个具有某种性质的命题。

[例 2-71]

有的病理诊断是肿瘤诊断的依据。

［例 2-72］
有的辅助检查结论是诊断依据。

［例 2-73］
有的肿瘤是良性的。

［例 2-74］
有的肺炎是并发症。

医学特称肯定命题的形式为：有 S 是 P。用符号表示为：SIP。简记为：I。

从主项同谓项外延间的关系看，医学特称肯定命题陈述了至少有一部分 S 的外延和 P 的外延相重合，但没有陈述究竟有多少 S 的外延和 P 的外延相重合，也没有陈述这些 S 的外延是否同 P 的全部外延相重合。而当 S 和 P 具有相容关系，即全同关系或真包含于关系或真包含关系或交叉关系时，都有至少一部分 S 的外延和 P 的外延相重合。如下图所示：

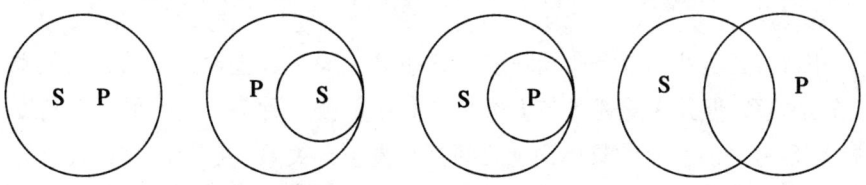

因此，医学特称肯定命题陈述了 S 和 P 之间是全同关系或真包含于关系或真包含关系或交叉关系，但并未陈述 S 与 P 究竟是其中的哪一种关系。从另一个角度说，当 S 与 P 所表示的具体词项之间具有全同关系（或真包含于关系，或真包含关系），或交叉关系时，SIP 都是真的。

4. 医学特称否定命题

医学特称否定命题陈述主项所指称的对象至少有一个不具有某种性质的命题。

［例 2-75］
有的医嘱不是书面医嘱。

[例 2 - 76]

有的感染不是细菌引起的。

[例 2 - 77]

有的病因不是特异性的病因。

医学特称否定命题形式：有 S 不是 P。用符号表示为：SOP。简记为：O。

从主项同谓项外延间的关系看，特称否定命题陈述了至少有一部分 S 的外延与 P 的全部外延是相排斥的，但没有陈述究竟有多少 S 的外延排斥在 P 的全部外延之外。而当 S 和 P 具有真包含关系或交叉关系或全异关系时，都有至少一部分 S 的外延排斥在 P 的全部外延之外。如下图所示：

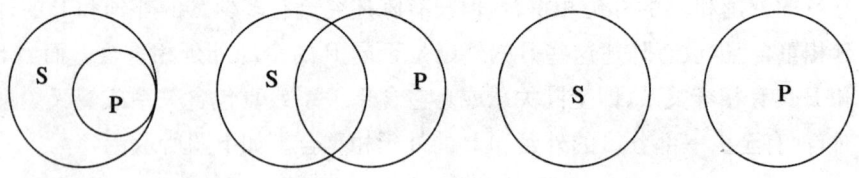

因此，医学特称否定命题陈述了 S 和 P 之间是真包含关系或交叉关系或全异关系，但并未陈述 S 与 P 究竟是其中的哪一种关系。从另一个角度说，当 S 与 P 所表示的具体词项之间具有真包含关系，或交叉关系，或全异关系时，SOP 都是真的。

5. 医学单称肯定命题

当直言命题的主项是单独词项时，其指称的对象是独一无二的，因此它不需要量词来刻画主项的数量。这种主项是单独词项的命题叫单称命题。

医学单称命题的主项可以是专有名词，如"江苏省人民医院是南京医科大学的附属医院"中的"江苏省人民医院"；也可以是摹状词（通过对某一种对象某方面特征的描述而指称该对象的词组），如"《医学哲学》的作者是刘虹"中的"《医学哲学》的作者"或"这份病假条不是有效的病假条"中的"这份病假条"。

医学单称肯定命题是陈述主项指称的单个对象具有某种性质的命题。单称肯定命题的形式是：这个 S 是 P。用符号表示为：SaP。简记为：a。

[例 2 - 78]

南京医科大学是江苏省规模最大、层次最高的医学院校。

[例 2 - 79]

这例病例是适用于毕氏Ⅱ术式的。

从主项同谓项外延间的关系看,由于单称肯定命题所陈述的是主项所指称的对象的全部(某单个对象)具有某种性质,因而单称肯定命题陈述的主项和谓项外延间的关系,与全称肯定命题陈述的主项和谓项外延间的关系完全相同。

单称肯定命题也陈述其主项和谓项外延间的关系是全同关系或真包含于关系。

正因为如此,在传统逻辑中,特别是在三段论中,都将单称肯定命题作为全称肯定命题处理。

6. 医学单称否定命题

医学单称否定命题是陈述主项指称的单个对象不具有某种性质的命题。单称否定命题的形式是:这个 S 不是 P。用符号表示为:SeP。简记为:e。

[例 2 - 80]

李同学不是南京医科大学的学生。

从主项同谓项外延间的关系看,由于单称否定命题所陈述的是主项所指称的对象的全部(某单个对象)不具有某种性质,因而单称否定命题陈述的主项和谓项外延间的关系,与全称否定命题陈述的主项和谓项外延间的关系完全相同,单称否定命题也陈述其主项和谓项间的关系是全异关系。正因为如此,在传统逻辑中,特别是在三段论中,都将单称否定命题作为全称否定命题处理。这样,在讨论直言命题的逻辑性质及直言命题间的逻辑推演时,一般只讨论 A、E、I、O 四种。

(三) 医学直言命题词项的周延性

医学直言命题词项的周延性问题,是指从直言命题的形式来看,某种直言命题对其词项(主项和谓项)的外延所作陈述的情况。如果某种形式的命题陈述了一个词项的全部外延,那么,在这种形式的命题中,该词项就是周延的;如果某种形式的命题没有陈述一个词项的全部外延,那么,在这种形式的命题中,该词项就是不周延的。据此,各种形式的直言命题的主项和谓项的周延情况如下:

1. 全称肯定命题(A 命题)的主项周延,谓项不周延

[例 2-81]
所有的药物都有毒副作用。

A 命题陈述了 S 的全部外延都和 P 的外延相重合,但没有陈述 S 的全部外延是否和 P 的全部外延相重合。这就是说,A 命题陈述了 S 的全部外延,但没有陈述 P 的全部外延。因而,在 A 命题中,主项 S 是周延的,谓项 P 是不周延的。

2. 全称否定命题(E 命题)的主项周延,谓项也周延

[例 2-82]
货架上所有的药物都不是青霉素。

E 命题陈述了 S 的全部外延都排斥在 P 的全部外延之外。这就是说,E 命题既陈述了 S 的全部外延,也陈述了 P 的全部外延。因而,在 E 命题中,主项 S 和谓项 P 都是周延的。

3. 特称肯定命题(I 命题)的主项不周延,谓项也不周延

[例 2-83]
有的疾病是自限性疾病。

I 命题陈述了至少有一部分 S 的外延和 P 的外延相重合,但没有陈述这些 S 的外延是否同 P 的全部外延相重合。这就是说,I 命题既未陈述 S 的全部外延,也未陈述 P 的全部外延。因而,在 I 命题中,主项 S 和谓项 P 都是不周延的。

4. 特称否定命题(O 命题)的主项不周延,谓项周延

[例 2-84]

有的疾病不是传染病。

特称否定命题陈述了至少有一部分 S 的外延排斥在 P 的全部外延之外。这就是说，O 命题没有陈述 S 的全部外延，但陈述了 P 的全部外延。因而，在 O 命题中，主项 S 是不周延的，谓项 P 是周延的。

A、E、I、O 四种直言命题的主、谓项的周延情况可列表如下：

命题种类	S	P
SAP	周延	不周延
SEP	周延	周延
SIP	不周延	不周延
SOP	不周延	周延

(四) 医学对当关系推理

医学对当关系推理是根据直言命题间的对当关系进行的推理。它是以一个直言命题为前提推出另一个直言命题为结论的演绎推理，因此，是直接推理。

所谓直言命题间的对当关系是指主项和谓项相同的 A、E、I、O 四种命题间的真假关系。

[例 2-85]

所有病人都称赞刘医生。

[例 2-86]

所有病人都不称赞刘医生。

[例 2-87]

有的病人称赞刘医生。

[例 2-88]

有的病人不称赞刘医生。

上述四个命题分别是 A、E、I、O 命题,它们的主项相同,谓项也相同。因此又叫同素材的直言命题。把直言命题同其主、谓项外延间关系的真假制约情况归纳起来,可列表如下:

A B C	S P	P S	S P	S P	S P
A	真	真	假	假	假
E	假	假	假	假	真
I	真	真	真	真	假
O	假	假	真	真	真

(注 A:S 与 P 的外延关系;B:命题的真假;C:命题的种类)

按照这个图表,我们也可以进一步总结出同素材的 A、E、I、O 四种命题之间的真假关系,即对当关系。传统逻辑中用一个正方图形来表示这种对当关系,也就是所谓"逻辑方阵"见图。

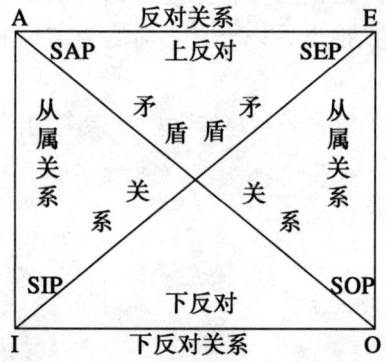

每种对当关系以及基于对当关系的有效推理:

1. 反对关系推理

所谓反对关系是指 A 与 E 之间的真假关系。由直言命题的真假关系图表可以看出:

当 SAP 真时,SEP 必假。当 SEP 真时,SAP 必假。

当 SAP 假时,SEP 真假不定。当 SEP 假时,SAP 真假不定。

A\B\C	⊙ S P (S inside)	⊙ P S (P inside, S inner)	⊙ S=P	⊙ S ∩ P	○ S ○ P
A	真	真	假	假	假
E	假	假	假	假	真
I	真	真	真	真	假
O	假	假	真	真	真

(注 A：S 与 P 的外延关系；B：命题的真假；C：命题的种类)

也就是说，A 与 E 之间，当一个真时，另一个必假；当一个假时，另一个真假不定。概而言之：不能同真，可以同假。

据此，在具有反对关系的命题之间，可以由其中一个真推知另一个假；但不能由其中一个假推知另一个真或假。这样，基于反对关系的对当推理的有效方式为：

① SAP→¬SEP（读作：SAP 真，所以 SEP 假；或者读作：SAP，所以，非 SEP）

[例 2-89]
所有病人都称赞刘医生，所以，并非所有的病人都不称赞刘医生。

② SEP→¬SAP

[例 2-90]
所有病人都不称赞刘医生，所以，并非所有的病人都称赞刘医生。

2. 下反对关系推理

所谓下反对关系是指 I 与 O 之间的真假关系。由直言命题的真假关系图表可以看出：

当 SIP 假时，SOP 必真。　　当 SOP 假时，SIP 必真。
当 SIP 真时，SOP 真假不定。　当 SOP 真时，SIP 真假不定。

B\A\C	S P (S in P)	P S (S contains P)	S P (overlap)	S P (intersect)	S P (separate)
A	真	真	假	假	假
E	假	假	假	假	真
I	真	真	真	真	假
O	假	假	真	真	真

(注 A：S 与 P 的外延关系；B：命题的真假；C：命题的种类)

也就是说，I 与 O 之间，当一个假时，另一个必真；当一个真时，另一个真假不定。概而言之：不能同假，可以同真。

据此，在具有下反对关系的命题之间，可以由其中一个假推知另一个真，但不能由其中一个真推知另一个真或假。

这样，基于下反对关系的对当推理的有效式为：

① ¬SIP→SOP

[例 2 - 91]

并非有的病人称赞刘医生，所以，有的病人不称赞刘医生。

② ¬SOP→SIP

[例 2 - 92]

并非有的病人不称赞刘医生，所以，有的病人称赞刘医生。

3. 矛盾关系推理

所谓矛盾关系是指 A 与 O 之间、E 与 I 之间的真假关系。由直言命题真假关系图表可以看出：

当 SAP 真时，SOP 必假。　　当 SOP 真时，SAP 必假。
当 SAP 假时，SOP 必真。　　当 SOP 假时，SAP 必真。
同样：
当 SEP 真时，SIP 必假。　　当 SIP 真时，SEP 必假。
当 SEP 假时，SIP 必真。　　当 SIP 假时，SEP 必真。

A\B\C	ⓢⓟ (S P 相交小)	(P(S))	(S(P))	S⊗P	S P
A	真	真	假	假	假
E	假	假	假	假	真
I	真	真	真	真	假
O	假	假	真	真	真

(注 A：S 与 P 的外延关系；B：命题的真假；C：命题的种类)

也就是说，A 与 O 之间和 E 和 I 之间，当一真时，另一个必假；当一个假时，另一个必真。概而言之：既不同真，也不同假。

具有矛盾关系的命题，其真假正好相反，因而，一个直言命题和它的矛盾命题的负命题真假完全一致。

这样，一个直言命题和它的矛盾命题的负命题之间便存在着等值关系。

SAP ↔ ¬SOP　SEP ↔ ¬SIP　SIP ↔ ¬SEP　SOP ↔ ¬SAP

据此，在具有矛盾关系的命题之间，既可以由其中一个真推知另一个假，也可以由其中一个假推知一个真。这样，基于矛盾关系的对当推理的有效式为：

① SAP → ¬SOP

[例 2-93]

所有临床医生都是有处方权的，所以，并非有的临床医生是没有处方权的。

② SEP → ¬SIP

[例 2-94]

凡误诊都不是过失犯罪，所以，并非有的误诊是过失犯罪。

③ SIP → ¬SEP

[例2-95]

有的医生是教师,所以,并非所有的医生都不是教师。

④ SOP → ¬SAP

[例2-96]

有的急性肝炎不是黄疸性的,所以,并非所有的急性肝炎都是黄疸性的。

⑤ ¬SAP → SOP

[例2-97]

并非所有诊断都是正确的,所以,有的诊断不是正确的。

⑥ ¬SEP → SIP

[例2-98]

并非所有的误诊都不是难免的,所以,有的误诊是难免的。

⑦ ¬SIP → SEP

[例2-99]

并非有的休克是血压正常的,所以,所有的休克都不是血压正常的。

⑧ ¬SOP → SAP

[例2-100]

并非有的药物没有毒副作用,所以,所有药物都有毒副作用。

4. 差等关系推理

所谓差等关系是指 A 与 I 之间、E 与 O 之间的真假关系。由直言命题真假关系图表可以看出:

当 SAP 真时,SIP 必真。   当 SAP 假时,SIP 真假不定。
当 SIP 假时,SAP 必假。   当 SIP 真时,SAP 真假不定。
同样:
当 SEP 真时,SOP 必真。   当 SEP 假时,SOP 真假不定。
当 SOP 假时,SEP 必假。   当 SOP 真时,SEP 真假不定。

A B C	(S P)	(P S)	(S∩P)	(S∩P)	S P
A	真	真	假	假	假
E	假	假	假	假	真
I	真	真	真	真	假
O	假	假	真	真	真

(注 A:S 与 P 的外延关系;B:命题的真假;C:命题的种类)

也就是说,A 与 I 之间和 E 与 O 之间,当全称命题真时,特称命题必真;全称命题假时,特称命题真假不定;特称命题假时,全称命题必假;特称命题真时,全称命题真假不定。

据此,在具有差等关系的命题之间,可以由全称真推知特称真,也可以由特称假推知全称假;但不能由全称假推知特称的真或假,也不能由特称真推知全称的真或假。这样,基于差等关系的对当推理的有效式为:

① SAP →SIP

[例 2 - 101]
所有患者都有个体差异,所以,有的患者有个体差异。

② ¬SIP ¬SAP

[例 2 - 102]
并非有的肿瘤是绝症,所以,"凡肿瘤都是绝症"是假的。

③ SEP →SOP

[例2-103]

凡不善于和病人沟通的医生不能算是好医生,所以,有些不善于和病人沟通的医生不能算是好医生。

④ ¬SOP¬SEP

[例2-104]

并非有的微生物不是致病因素,所以,"微生物都不是致病因素"的说法是荒谬的。

关于直言命题间的对当关系,还需要说明以下几点:

第一,对当关系是指同一素材,即主项和谓项分别相同的A、E、I、O四种命题之间的一种真假关系。素材不同的A、E、I、O四种命题之间,自然就不存在这种关系。

第二,在对当关系中,单称命题不能作全称处理。因为单称命题主项是指称某一单个对象,对于一个单个对象来说,它或者具有某种性质,或者不具有某种性质,二者必居其一。因此,单称肯定命题与单称否定命题之间的真假关系不是"不能同真,可以同假"的反对关系,而是"既不同真,也不同假"的矛盾关系。

第三,在对当关系中,传统逻辑有一假设,即主项S所指称的对象是存在的。如果不满足这个假设,主项S所指称的对象在客观世界中是不存在的(空类),那么,除矛盾关系外,对当关系中的其他关系均不成立。

(五) 医学命题变形推理

医学命题变形推理,就是通过改变作为前提的直言命题形式从而推出结论的推理。它也是直接推理。所谓改变前提命题的形式是指:

第一,改变前提的质,即把前提的联词由肯定变为否定,或由否定改为肯定。

第二,改变前提的主项与谓项的位置,即把前提的主项改为谓项,把谓项改为主项。

据此,命题变形推理有两种基本形式。

1. 换质法

换质法是通过改变作为前提的直言命题的质,从而得出另一个直言命题为结论的推理。

换质法的规则有:

第一,将肯定的联词改为否定的联词,或者将否定的联词改为肯定的联词。

第二,用与前提的谓项具有矛盾关系的词项作为结论的谓项。

第三,在结论中仍然保留前提的主项和量项。

据此,直言命题 A、E、I、O 都可以进行换质。

① A 命题的换质:从全称肯定命题的前提,推出全称否定命题作为结论。其有效的推理形式为:SAP→SEP。例如:

[例 2-105]

凡疾病都是有病因的,

所以,凡疾病都不是没有病因的。

② E 命题的换质:从全称否定命题的前提,推出全称肯定命题作为结论。其有效的推理形式为:SEP→SAP。例如:

[例 2-106]

肉瘤不是良性肿瘤,

所以,肉瘤是恶性肿瘤。

③ I 命题的换质:从特称肯定命题的前提,推出特称否定命题作为结论。其有效的推理形式为:SIP→SOP。例如:

[例 2-107]

有些症状是非典型症状,

所以,有些症状不是典型症状。

④ O 命题的换质:从特称否定命题的前提,推出特称肯定命题作为结论。其有效的推理形式为:SOP→SIP。例如:

[例 2-108]

有的辅助检查方法不是特异的。

所以,有的辅助检查方法是非特异的。

2. 换位法

换位法是通过改变作为前提的直言命题主项和谓项的位置从而得出一个新直言命题的推理。换位法的规则有:

第一,前提中的主项和谓项互易其位,作为结论的主项和谓项。

第二,不得改变前提的质。

第三,前提中不周延的词项在结论中也不得周延。

据此,A、E、I 命题可以进行换位,O 命题不能换位。

① A 命题的换位:从全称肯定命题的前提,推出特称肯定命题作为结论。其有效的推理形式为:SAP→PIS。例如:

[例 2-109]

所有的手术都是具有一定风险的行为,

所以,有的具有一定风险的行为是手术。

SAP 换位后不能得到 PAS,因为 P 在前提 SAP 中是不周延的,而在 PAS 中是周延的,这就违反了换位推理的规则。

② E 命题的换位:从全称否定命题的前提,推出全称否定命题作为结论。其有效的推理形式为:SEP→PES。例如:

[例 2-110]

医院公共关系危机处置不是医院管理的常规工作,

所以,医院管理的常规工作不是医院公共关系危机处置。

③ I 命题的换位:从特称肯定命题的前提,推出特称肯定命题作为结论。其有效的推理形式为:SIP→PIS。例如:

[例 2-111]

有的误诊是医学水平和技术条件导致的,

所以，有的医学水平和技术条件会导致误诊。

O命题不能换位。因为O命题的主项是不周延的，如果换位，前提中O命题的主项作为结论中否定命题的谓项就变为周延了，这违反换位法规则。换质法和换位法这两种基本形式可以交替使用。

由此可以看出，换质法和换位法的交替使用，既可以先换质，也可以先换位；既可以换质、换位各进行一次，也可以多次连续交替进行。究竟如何使用，要根据需要与可能。

[例2-112]

某高校新生入学后进行了专项体检。关于肝功能的检查情况有以下几种判断：

(1) 所有新生的肝功能都正常；
(2) 有些新生的肝功能正常；
(3) 有些新生的肝功能不正常；
(4) 李刚的肝功能正常。

后来经过详细的检查，发现以上断定中只有两个正确。

问：以下哪项能够从上文中必然推出？

A. 所有新生的肝功能都正常；
B. 李刚的肝功能正常；
C. 有些新生的肝功能不正常；
D. 所有新生的肝功能都不正常；
E. 没有一名新生的肝功能有问题。

先找第一个不正确的断定在哪两个判断中。

判断(1)为全称肯定判断(SAP)，判断(3)为特称否定判断(SOP)，两者为矛盾关系，一定是一真一假。则判断(2)和判断(4)也一定是一真一假。但判断(2)是特称肯定判断(SIP)，判断(4)为单称肯定判断(SaP)，直观上没有新的矛盾。可以推导：假如判断(4)真，则判断(2)也真。这样就有三个判断为真了，于题干两真两假的设定矛盾。所以，判断(4)一定为假：李刚的肝功能不正常(SeP)，按照逻辑方阵图，又可以判断出(3)的(SOP)一定真。

正确选项是C。

[例 2-113]

已知：SAP 与 SOP 具有矛盾关系，SAP 与 SIP 具有差等关系。求证：SIP 与 SOP 具有下反对关系。

分析：若想证明 SIP 与 SOP 具有下反对关系，就要证明：

当 SIP 假时，SOP 必真。当 SOP 假时，SIP 必真。

当 SIP 真时，SOP 真假不定。当 SOP 真时，SIP 真假不定。

证明：

如果 SIP 真，则 SAP 真假不定（差等关系）；SAP 真假不定，则 SOP 真假不定；

如果 SIP 假，则 SAP 假；SAP 假，则 SOP 真（矛盾关系）；

如果 SOP 真，则 SAP 假，SPA 假，则 SIP 真假不定；

如果 SOP 假，则 SAP 真，SAP 真，则 SIP 真。

综上所述：如果 SIP 真，SOP 真假不定；如果 SIP 假，SOP 真，如果 SOP 真，SIP 真假不定。如果 SOP 假，SIP 真。

因此，SIP 与 SOP 具有下反对关系。

三、医学三段论

（一）什么是医学三段论

三段论是由包含着一个共同词项的两个直言命题为前提，推出另一个直言命题作为结论的推理。它是间接推理中的一种。医学三段论是三段论在医学思维过程的具体运用，是一种重要的、常见的演绎推理方法。

[例 2-114]

所有的休克都有血压降低的症状，

过敏性休克是休克的一种，

所以，过敏性休克有血压降低的症状。

[例 2-115]

晚期恶性肿瘤的预后是不良的，

晚期恶性肿瘤治疗费用很高，

所以，有些预后不良的疾病治疗费用很高。

在[例2-114]中,作为前提的两个命题中包含着一个共同的词项"休克";[例2-115]中,作为前提的两个命题包含着一个共同的词项"晚期恶性肿瘤"。正是由于这个共同词项的媒介作用,才使作为前提的两个命题建立了逻辑联系,从而推出了结论。

任何一个三段论都是由三个直言命题构成的,其中两个是前提,一个是结论。任何一个三段论都有并且只有三个不同的词项。这三个词项分别叫做中项、小项和大项。中项是指在两个前提中都出现而在结论中不出现的词项,用 M 表示。小项是作为结论主项的词项,用 S 表示。大项是指作为结论谓项的那个词项,用 P 表示。小项和大项都在前提和结论中各出现一次。

三段论的两个前提,一个称大前提,一个称小前提。大前提是指含有大项的前提,小前提是指含有小项的前提。这样,[例2-114]和[例2-115]的推理形式可分别表示为:

MAP
SAM
SAP

该推理形式也可用蕴涵式表示为:MAP∧SAM→SAP

MAS
MAP
SIP

该推理形式也可用蕴涵式表示为:MAS∧MAP→SIP

由此可见,区分大小前提与前提的排列顺序无关,而含有大项还是小项才是区分大、小前提的唯一标准。但习惯上,人们总把大前提排列在前、小前提列在后。

因而[例2-115]的推理形式可整理为:

MAP

MAS
SIP
或：MAP∧MAS→SIP

三段论是医学思维中常用的推理形式。临床诊疗过程中的拟诊、确诊的思维过程，往往都可以用一个或者几个医学三段论表示出来。

[例 2-116]

急性风湿热的诊断，对于临床症状典型的病例比较容易，但对不典型及轻症的病例则有困难。原因是目前尚无特异的检查方法。临床上只能将临床症状、实验室检查综合起来分析。诊断主要采用 Jones 氏的 1965 年修订标准。针对近年国外风湿热流行特点，美国心脏病学会于 1992 年对 Jones 标准又进行了修订。新的修订标准主要针对初发风湿热的诊断。最新修订标准还作了如下补充，即有下列 3 种情况者可不必严格执行该诊断标准，即：① 舞蹈病者；② 隐匿发病或缓慢发展的心肌炎；③ 有风湿病史或现患风湿性心脏病，当再感染 A 组乙型溶血性链球菌时，有风湿热复发的高度危险性者。在运用演绎方法进行诊断思维的时候，则可以此标准为大前提，以特定患者的具体临床表现为小前提进行推理。如果符合上述标准，即可推断出急性风湿热的诊断。

（二）医学三段论的规则

三段论的规则是传统逻辑检验三段论的推理形式是否有效的标准，它对三段论的推理起着规范作用。遵守三段论的规则，就能保证由真前提必然地推出真结论。三段论的一般规则有 7 条：

1. 中项至少要周延一次

这条规则是要求中项至少有一次是以全部外延和另一个词项（大项或小项）发生关系。这样才能确保中项在小项和大项之间起到媒介作用，从而确定小项和大项之间的联系。

如果中项在两个前提中都不周延，就可能出现这样的情况：小项与中项的一部分发生联系，大项与中项的另一部分发生联系。在这种情况下，中项就不能在大项和小项之间起到媒介作用，从而无法得出关于小项和大项联系的必然结论。

[例 2 - 117]
凡传染病都有致病因子,
某患者的疾病有致病因子,
所以,某患者的疾病是传染病。

这个三段论的推理形式为:
PAM
<u>SAM</u>
SAP

命题种类	S	P
SAP	周延	不周延
SEP	周延	周延
SIP	不周延	不周延
SOP	不周延	周延

由此,可以清楚地看到,这种形式的三段论,其中项作为两个肯定命题的谓项,一次也不周延。因此,它的结论不是由前提必然得出的,是不可靠的。就其内容而言,事实上,传染病都有致病因子,但有致病因子的并非都是传染病,某患者的疾病是否为传染病是不能确定的。

违反这条规则的错误逻辑上称为"中项不周延"。[例 2 - 117]便犯了这一错误。

2. 前提中不周延的词项,在结论中不得周延

一个有效的三段论,它的结论是从前提必然推出的,前提蕴涵着结论。而只有结论中某词项被陈述的范围不超出前提中该词项被陈述的范围,才能保证结论必然为前提所蕴涵。反之,如果一个词项在前提中不周延而在结论中周延了,即前提只陈述一个词项的部分外延,结论却陈述了这一词项的全部外延,那么,结论的陈述就超出了前提所陈述的范围。这样,结论便不被前提蕴涵,不能保证从真前提必然推出真结论。违反这条规则有两种情况:一种是大项在前提中不周延而在结论中周延。

[例 2 - 118]
乙型肝炎会出现食欲差的症状,
患者患的不是乙型肝炎,
所以,患者不会出现食欲差的症状。

这个三段论的推理形式为:

MAP
SEM
SEP

由此,可以看出,这种形式的三段论,其大项在大前提中作为肯定命题的谓项是不周延的,而在结论中作为否定命题的谓项却周延了。因而,虽然前提真实,结论却是假的。这样的错误,逻辑上称为"大项不当周延"。

另一种是小项在前提中不周延而在结论中周延。

[例2-119]
医务人员是白衣天使,
有的医务人员有收受红包行为,
所以,有收受红包行为的是白衣天使。

这个三段论的推理形式为:
MAP
MIS
SAP

由此,可以看出,这种形式的三段论,其小项在小前提中作为肯定命题的谓项是不周延的,而在结论中作为全称命题的主项却周延了。因而,它也从两个真的前提推出一个假的结论。这样的错误,逻辑上称为"小项不当周延"。

在掌握这条规则时应注意:前提中不周延的项到结论中不得变为周延;但是,前提中周延的项到结论中可以周延,也可以不周延;结论中不周延的项,在前提中可以周延,也可以不周延;而结论中周延的项,在前提中必须周延。

3. 两个否定前提不能推出必然结论

如果两个前提都是否定命题,则它们所陈述的是小项与大项的外延分别和中项的外延之间部分地或全部地具有排斥关系。这样,中项就不能在大项和小项之间起媒介作用,从而无法确定大、小项之间的关系。因此,也就不能从两个否定前提有效地得出结论。

[例2-120]

肝炎不是脑膜炎，

肝炎不是脑肿瘤，

所以？

显然，从上面两个前提出发，无法得出有关肝炎的任何结论。

4. 如果前提中有一个是否定的，则结论必是否定的

根据规则3，如果两个前提中有一个是否定的，那么另一个必是肯定的。

否定的前提陈述了中项和一个项在外延上排斥，肯定的前提陈述了中项和另一个项在外延上相容。这样，通过中项的媒介作用、大、小项之间的关系必是互相排斥的，而不会是相容的。因此，结论必然是否定的。

[例2-121]

凡确诊是具有可靠的依据的，

有的检查结论不具有可靠的依据，

所以，有的检查结论不是确诊。

[例2-121]的小前提是否定的，小项与中项被陈述的外延相排斥，大项与中项被陈述的外延相容，则大项通过中项与小项发生关系的那部分外延，即与中项相容的那部分外延必然与小项被陈述的外延相排斥，因而结论是否定的。

[例2-122]

急腹症不是自限性疾病，

患者的疾病是急腹症，

所以，患者的疾病不是自限性疾病。

[例2-122]的大前提是否定的，大项与中项被陈述的外延相排斥，小项与中项被陈述的外延相容，则小项通过中项与大项发生关系的那部分外延，即与中项相容的那部分外延必然与大项被陈述的外延相排斥，因而结

论也是否定的。

5. 如果两个前提都是肯定的,则结论必是肯定的

如果两个前提都是肯定的,则中项同大项和小项都没有互相排斥的关系。这样,通过中项的媒介作用,大项和小项之间也不会有互相排斥的关系,因而结论必然是肯定的。

[例2-123]

所有的药物都有毒副作用,

抗生素是药物,

所以,抗生素有毒副作用。

[例2-123]只能得出肯定的结论,而不能得出"某些抗生素没有毒副作用"的否定结论。

如果把[例2-121]、[例2-122]、[例2-123]这三条规则结合起来考虑,那么还可引申出:一个有效的三段论,若结论是肯定的,则两个前提必是肯定的;若结论是否定的,则两个前提必有一个是否定的。

总之,一个有效三段论的三个直言命题中,其肯定命题,要么是三个,要么是一个;其否定命题,要么没有,要么是两个。

以上5条是三段论的基本规则。下面两条是由前面5条推导出来的规则,故称导出规则。

遵守了基本规则,就不会违反导出规则。之所以列出这两条导出规则,并把它们与基本规则平行排列顺序,其主要目的是给初学逻辑者检验一个三段论形式是否有效提供方便。

6. 两个特称命题做前提,不能推出必然结论

以两个特称命题做前提,其组合情况不外乎三种:两个前提都是 I 命题;两个前提都是 O 命题;两个前提中,一个是 I 命题,一个是 O 命题。在这三种情况下,都不能推出必然结论。因为:

① 如果两个前提都是 I 命题,那么由于 I 命题的主、谓项都不周延,因此,两个前提中没有一个项是周延的,不能满足中项至少要周延一次的要求,违反了规则1,所以,不能得出必然结论。

② 如果两个前提都是 O 命题,那么根据规则4,不能得出必然结论。

③ 如果两个前提中,一个是 I 命题,一个是 O 命题,那么,两个前提中

只有一个项是周延的,即 O 命题的谓项。根据规则1,这个唯一周延的项应为中项,否则会犯"中项不周延"的错误。这样,大、小项在前提中都不周延。

又根据规则4,结论是否定的,而否定命题的谓项是周延的,即大项大结论中周延;但大项在前提中是不周延的,这就违反规则2,犯了"大项不当周延"的错误。而如果避免"大项不当周延"的错误,用前提中唯一周延的项作为大项,中项又会一次不周延,从而会犯"中项不周延"的错误。因而,以 I 命题和 O 命题为前提,也不能必然得出结论。

综上所述,两个特称命题前提不能推出必然结论。

7. 如果前提中有一个是特称的,那么结论必是特称的

根据规则6,如果两个前提中有一个特称的,那么另一个必是全称的。因此,包括一个特称命题的两个前提,其组合情况不外乎这样四种:分别是 A 命题和 I 命题、A 命题和 O 命题、E 命题和 I 命题、E 命题和 O 命题。由于第四种情况,即 E 命题和 O 命题的组合明显违反规则3,无效,所以,可以排除这种情况。

现在看其他三种情况。

① 如果两个前提分别是 A 命题和 I 命题,则前提中只有一个周延的项,即 A 命题的主项。根据规则1,这个唯一周延的项应当做中项,否则会犯"中项不周延"的错误。这样,小项在前提中不周延,根据规则2,小项在结论中也不得周延,所以结论只能是特称的。

② 如果两上前提分别是 A 命题和 O 命题,则前提中有两个周延的项,即 A 命题的主项和 O 命题的谓项。

根据规则1,这两个周延的项其中一个要充当中项,否则会犯"中项不周延"的错误。另一个项应当充当大项,因为:根据规则4,这两个前提中有一个是否定的,结论必是否定的;结论否定,作为结论谓项的大项必是周延的,根据规则2,大项在前提中必须周延,否则会犯"大项不当周延"的错误。

这样,其余两个不周延的项中必有一个是小项,根据规则2,前提中小项不周延,在结论中也不得周延,所以,结论是特称的。

③ 如果两个前提分别是 E 命题和 I 命题,那么,只能大前提是 E 命题,小前提是 I 命题,而不能是大前提是 I 命题,小前提是 E 命题。因为:如果大前提是 I 命题,是大项在前提中必不周延,而由于小前提是 E 命题,结论

必否定;如此,若得结论,则必违反规则2,犯"大项不当周延"的错误。所以,应当排除"大前提是I命题,小前提是E命题"这一情况。而如果大前提是E命题,小前提是I命题,那么小项在前提中必不周延;根据规则2,小项在结论中也不得周延,否则会犯"小项不当周延"的错误。因而,结论只能是特称的。

综上所述,前提中有一特称命题,所得出的有效结论必然是特称的。

把握这条规则时应注意:若两个前提无一特称(即都是全称),则结论可以是全称,也可以是特称;若结论是特称,则两个前提可以有一个是特称,也可以都是全称;若结论是全称的,则两个前提必均为全称。

(三) 医学三段论的格与式

1. 三段论的格

从三段论的形式结构来看,大项、小项和中项在前提中的位置可以有几种不同的排列。其中,只要中项的位置确定了,大项和小项的位置也就确定了。三段论的格,就是由于中项所处的位置的不同而构成的三段论的不同形式。三段论共有四个格。

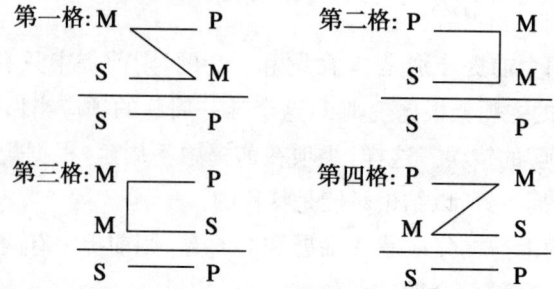

第一格:中项在大前提中是主项,在小前提中是谓项。

第一格最明显、最自然地表明了三段论的演绎推理的逻辑性质,它的用途非常广泛,只要我们根据一般原理、规则去推断个别认识,就自然地运用第一格。

第一格的规则:
① 小前提必须是肯定的。
② 大前提必须是全称的。

第一格的规则可证明如下:

① 小前提必须是肯定的。假设小前提是否定的,如此,根据基本规则,大前提必为肯定命题。大前提肯定,则大前提的谓项不周延。而在第一格中,大项是大前提的谓项,所以,大项在大前提中不周延。同时,根据基本规则4,结论是否定的。结论否定,则结论的谓项即大项必是周延的。这样,根据基本规则2,则犯了"大项不当周延"的错误。这种错误是由于小前提否定造成的。所以,假设不成立,小前提必须是肯定的。

② 大前提必须是全称的。已证此格的小前提是肯定的,则小前提的谓项不周延。在此格中,小前提的谓项是中项,故中项在小前提中是不周延的。根据基本规则1,中项在大前提中必须周延。在此格中,中项是大前提的主项,主项要周延,则大前提必须是全称的。

第一格的特点是:以一般原理为前提,推出特殊场合的结论。它最为明显地表现出演绎推理的特点,它能够得出 A、E、I、O 四种类型的任何一种命题为结论,所以,传统逻辑称它为"典型格"或"完善格"。

第一格在临床诊断思维有着特别重要的作用。在诊断思维中,确定某患者是否患有某种疾病时,运用的就是第一格的形式。其公式可表示为:

所有有病征 $S_1, S_2, S_3, \ldots\ldots S_n$ 的人患的都是疾患 D,
就医者 P 有病征 $S_1, S_2, S_3, \ldots\ldots S_n$,
就医者 P 患的是疾患 D。

例如:对某先天性心脏病患者是否为卢特姆巴彻综合症的诊断,是一个连续运用第一格进行的三段论推理:

[例 2 - 124]
凡是有肺血量增多肺动脉段突出的先天性心脏病,可能是左向右分流型的心脏病;
本例肺门血管增粗,肺叶纹理增多,左心缘第二弓突出,为肺血增多、肺动脉突出的表现;
因此本例可能为左向右分流的先天性心脏病。

凡左向右分流型的心脏病有右房右室增大者,可能为房室间隔缺损;
本例有右房室增大的 X 线表现;

因此本例可能为房室间隔缺损。

凡房室间隔缺损同时伴有左心房增大,表明有二尖瓣狭窄,为鲁特姆巴彻氏综合症;

本例同时有左心房增大的X线表现;

因此本例可诊断为鲁特姆巴彻氏综合症。

这是一个有效的第一格:中项在大前提中是主项,在小前提中是谓项。推论符合第一格的规则:① 小前提必须是肯定的;② 大前提必须是全称的。

需要加以说明的是,临床诊断推理运用这种形式的时候,要注意的是:"所有的病征 $S_1,S_2,S_3,……S_n$ 的人患的都是疾患 D"这个大前提要求病征和疾患的高特异性对应,即有这些症征,必定是这一种疾患,不可能是其他任何疾患。这样高特异的要求,一般只有在典型病例、典型症状的条件下才可能实现。而现实情况是,患者都是具有个体差异的。

[例 2 - 125]

所有有发热、关节痛、面部蝶形红斑、肝脾肿大、雷诺氏现象、蛋白尿以及血中找到狼疮细胞的人,患的是系统性红斑狼疮;

患者李某有发热、关节痛、面部蝶形红斑、肝脾肿大、雷诺氏现象、蛋白尿,血中找到狼疮细胞;

患者李某患的是系统性红斑狼疮。

在临床实践中,完全符合上述推理过程的并不多见。大前提中列举的7种病征有的与系统性红斑狼疮具有高度特异性对应,但多数属于非特异性对应。在一位患者身上全部出现以上全部症状的组合,临床上不多见。因此,在运用三段论进行推理的时候,要注意针对患者的个体差异、针对不典型症状进行全面的考虑,而不可拘泥于推理形式而影响了内容的正确性。

第二格:中项在大、小前提中都是谓项。

第二格的结论是否定的,因此第二格可以用来区别事物,说明一个事物不属于某一类。我国古代流传的真假太子、真假猴王、真假包公、真假母亲的故事,最后大都运用第二格三段论,进行甄别,分出真伪。

第二格的规则:
① 前提中必须有一个是否定的。
② 大前提必须是全称的。

第二格的特点是:结论一定是否定的。因此常用来区别不同的对象,被称为"区别格"。在临床思维中,排除患者所患不是某种疾病,往往是运用第二格的形式。

[例2-126]
细菌性肺炎有起病急、寒战、高热、咳铁锈色痰、口唇疱疹和痰 TB(一)、肺炎链球菌阳性等症状,
某患者没有起病急、寒战、高热、咳铁锈色痰、口唇疱疹和痰 TB(一)、肺炎链球菌阳性等症状,
所以,某患者不是细菌性肺炎。

第三格:中项在两个前提中都是主项。第三格只能得出特称的结论,因此,它常被用来反驳全称命题。

第三格的规则:

① 小前提必须是肯定的。
② 结论必须是特称的。

第三格的特点是:只能得出特称结论。因此,凡是需要驳斥某一全称命题时,人们常用第三格得出与这一全称命题相矛盾的特称命题,以达目的。第三格也被称为"反驳格"。

[例2-127]
慢性无菌性前列腺炎不是细菌感染引起的,
慢性无菌性前列腺炎是炎症性疾病,
所以,有的炎症性疾病不是细菌感染引起的。

[例 2-128]
O 型血的父亲和 B 型血的母亲不会生出 A 型血的孩子,
1997 年日本发现了 O 型血的父亲和 B 型血的母亲生出了 A 型血的孩子,
所以,有的 O 型血的父亲和 B 型血的母亲可以生出 A 型血的孩子。

第四格:中项在大前提中是谓项,在小前提中是主项。
第四格的规则:
① 如果前提中有一个是否定的,则大前提全称。
② 如果大前提是肯定的,则小前提全称。
③ 如果小前提是肯定的,则结论特称。
④ 任何一个前提都不能是特称否定命题。
⑤ 结论不能是全称肯定命题。

[例 2-129]
对因治疗是根治性的治疗,
根治性的治疗是疗效最好的治疗,
所以,有些疗效最好的治疗是对因治疗。

违反三段论各格的具体规则,导致推理无效。以下三例都是无效的。

[例 2-130]
凡传染病都有致病因子,
某疾病不是传染病,
所以,某疾病没有致病因子。

[例 2-131]
凡优秀医生都是精通医术的,
张某是精通医术的,
所以,张某是优秀医生。

[例 2-132]
执业医师法是重要的卫生法规,

执业医师法不是药品管理法，
所以，药品管理法不是重要的卫生法规。

[例2-130]属于第一格，它违反了该格"小前提必须是肯定的"规则。
[例2-131]属于第二格，它违反了该格"前提中必有一个是否定的"规则。
[例2-132]属于第三格，该格的两条规则，它都违反了。

然而需要注意的是：遵守三段论各格的具体规则，只是一个三段论式有效的必要条件，而非充分条件。仅遵守各格的具体规则，不一定是有效的。但如果违反了各格的具体规则，则该三段论式必定是无效的。三段论各格有着不同的特点，在实际运用中有着各自的作用。

2. 三段论的式

三段论的式是由组成三段论的直言命题的具体种类来决定的。

三段论的大前提、小前提和结论可以分别是 A、E、I、O 四种命题中的一种。组成三段论的三个命题的类型不同，就形成了不同的三段论形式，此称为三段论的式。

三段论的式一般用三个字母来表示，第一个字母表示大前提的命题类型，第二个字母表示小前提的命题类型，第三个字母表示结论的命题类型。

[例2-133]
患者都有个体差异，   (A)
张某是患者，   (A)
所以，张某有个体差异。   (A)

[例2-134]
小叶增生不是肿瘤，   (E)
小叶增生可以采用药物治疗，   (A)
所以，有些可以采用药物治疗的不是肿瘤。 (O)

[例2-133]的大前提、小前提和结论分别都是 A 命题，因此，它被称为 AAA 式；[例2-134]的大前提、小前提和结论分别是 E、A、O 命题，因此，它被称为 EAO 式。

在三段论的每一格中，A、E、I、O 四种命题都可以分别作为大、小前提和结论，其组合数目为：4×4×4＝64。因此，就其可能性而言，每一格有 64 式，三段论的四个格的可能式共有 64×4＝256 个。但是，这 256 个可能式并非都是有效的，其中很多明显违反三段论的规则，例如 AAE、EEE、III、OOO 式等等；还有一些式正确与否要看是其属于哪一格，如 AAA 式如果是第一格，就是正确式，如果是第二格，则是错误式。这样，以三段论的基本规则和各格的具体规则来加以衡量，各格之中的有效式如下：

第一格：AAA、(AAI)、AII、EAE、(EAO)、EIO
第二格：AEE、(AEO)、AOO、EAE、(EAO)、EIO
第三格：AAI、AII、EAO、EIO、IAI、OAO
第四格：AAI、AEE、(AEO)、EAO、EIO、IAI

由上可知，四格当中只有 24 个有效式，其中 5 个带括号的称为弱式。弱式是本应得出全称结论，但却得出了特称结论的式。弱式可以看做是派生的有效式，一般不把它们列入有效式中，这样，正确的有效式就是 19 个。

通过三段论格与式的讨论，可以看出，一个三段论，如果仅仅确定了它式，还不能完全确定它的逻辑形式。因为，同一个格可以存在着不同的式，同一个式也可以存在于不同的格。

[例 2-135]

MEP	咽喉红肿的症状不是心脏病的典型症状，	(E)
SAM	该患者具有咽喉红肿的症状，	(A)
SEP	该患者不具有心脏病的典型症状。	(E)

[例 2-136]

MAP	小儿伤寒的特点是年龄越小症状越不典型，	(A)
SIM	有的患儿具有小儿伤寒的特点，	(I)
SIP	有的患儿年龄越小症状越不典型。	(I)

[例 2-135][例 2-136]都是第一格，而一个是 EAE 式，一个是 AII 式，所以，构成了不同的推理形式。

[例 2-137]
PEM　破伤风患者没有高热症状，　　　　　　　　(E)
SIM　有的感染性疾病患者有高热症状，　　　　　(I)
SOP　有的感染性疾病患者不是破伤风患者。　　(O)

[例 2-138]
MEP　局限性肠炎不是病因清楚的疾病，　　　　　(E)
MIS　有的局限性肠炎可发生穿孔，　　　　　　　　(I)
SOP　有些可发生穿孔的疾病不是病因清楚的疾病。(O)

[例 2-137]和[例 2-138]都是 EIO 式，但一个是第二格，一个是第三格，所以，也构成了不同的推理形式。这说明，三段论的形式是格和式的综合体现。一个三段论，只有既确定了它的格，又确定了它的式，才能完全确定它的形式。

3. 省略三段论

在医学思维中，人们常常将三段论的某一部分省略掉。这种没有明白表现出大前提或小前提或结论的三段论，称之为省略三段论。应该注意，这种省略只是语言表达上的省略，而不是三段论在结构上的省略。任何一个三段论，在逻辑结构上都必须包括大前提、小前提和结论三部分，三者缺一不可。因此，从三段论的构成上看，被省略的部分，仍然是它的必要部分，只不过没有明白地表示出来而已。

[例 2-139]
该患者患有脑出血，所以，该患者不宜使用扩张血管药物。

省略了大前提"患有脑出血的患者，不宜使用扩张血管药物"。

[例 2-140]
凡医务人员都应当熟悉卫生法规，你也应当熟悉卫生法规。

省略了小前提"你是医务人员"。

[例2-141]

拒绝救治患者的行为是违背相关法规的,而违背相关法规的行为是要受到处置的。

省略了结论"拒绝救治患者的行为是要受到处置的"。

四、医学关系命题及其推理

(一) 什么是医学关系命题

医学关系命题是陈述对象之间关系的简单命题。

[例2-142]

患者甲的病情重于患者乙的病情。

[例2-143]

张某和李某患的是同一种疾病。

[例2-144]

有的患者称赞所有的医生。

[例2-145]

亚健康是介于健康和疾病之间的一种状态。

[例2-142]陈述了"患者甲的病情"和"患者乙的病情"之间具有"重于"关系;

[例2-143]陈述了"张某"和"李某"之间有"同一种疾病"的关系;

[例2-144]陈述了"有的患者"与"所有的医生"之间有"称赞"关系;

[例2-145]陈述了"亚健康"、"健康"和"疾病"之间有"介于……之间"的关系。

医学关系命题都由三部分组成:关系者项、关系项和量项。

关系者项是表示被陈述的关系的承担者的词项,也就是关系命题的主项。如:

［例2-142］中的"患者甲的病情"和"患者乙的病情"；

［例2-143］中的"张某"和"李某"；

［例2-144］中的"患者"和"医生"；

［例2-145］中的"亚健康"、"健康"和"疾病"。

医学关系命题和性质命题不同，它所陈述的是对象之间关系，而任何关系总是存在于两个或几个对象之间，即是说，关系的承担者总有两个或两个以上。这样，关系命题的主项即关系者项就可以有两个、三个，也可以更多。有两个主项的，在前的称关系者前项，在后的称关系者后项；如果主项较多，可分别称之为第一、第二、第三……关系者项。

关系项是表示关系者项之间具有的关系的词项，也就是关系命题的谓项。如上述［例2-142］中的"重于"、［例2-143］中的"同一疾病"、［例2-144］中的"称赞"、［例2-145］中的"介于……之间"。存在于两个对象之间的关系称为两项关系，存在于三个对象之间的关系叫三项关系，其余依次类推。

量项是表示关系者数量情况的语词，每个关系者项的前面都应当有量项，但如果关系者项是单独词项，就不需要使用量项。如上述［例2-142］、［例2-143］中的关系者项都是单独词项，都没有加量词；［例2-144］中的"有的"、"所有"是量项；［例2-145］由于量项都是全称量词，所以都被省略了。

如果用R表示关系项，用a、b表示关系者项，当关系者项为单独概念时，具有两个关系者项的关系命题的形式可表示为：

aRb 或 R(ab)

（二）逻辑关系的性质

关系有各种性质，这里主要讨论关系的两种逻辑性质，即对称性和传递性。这两种性质都是两项关系的性质。

1. 关系的对称性

关系的对称性是指：在特定论域中，当对象a与对象b之间具有R关系时，对象b与对象a是否也具有R关系的问题。也就是说，当aRb真时，bRa是否也真的问题。

关系的对称性有三种情况：

① 对称关系

在特定论域中,当 aRb 真时,bRa 必真,在这种情况下,关系 R 就是对称关系。

例如,"同一疾病"关系就是对称关系,因为如果甲与乙是同一疾病,那么,乙与甲也必定是同一疾病。

前面讲过的词项之间的"全同"、"交叉"和"全异"关系,两个命题之间的"反对"、"下反对"和"矛盾"关系都是对称关系。

其他如"等于"、"同学"、"邻居"、"配偶"、"兄弟"等,也都是这种对称关系。

② 反对称关系

在特定论域中,当 aRb 真时,bRa 必假,aRc 必假,在这种情况下,关系 R 就是反对称关系。例如,"重于"关系就是反对称关系,因为如果甲的病情重于乙的病情,那么,乙的病情一定不重于甲的病情。两个词项之间的"真包含于"和"真包含"关系也是反对称关系。其他如"多于"、"早于"、"大于"、"以南"、"之上"、"剥削"等,也都是反对称关系。

③ 非对称关系

在特定论域中,当 aRb 真时,bRa 可能真,也可能假,在这种情况下,关系 R 就是非对称关系。例如,"称赞"关系就是非对称关系,因为,如果甲称赞乙,则乙可能称赞甲,也可能不称赞甲。其他如"信任"、"尊敬"、"认识"、"批评"等,也都是非对称关系。

2. 关系的传递性

关系的传递性是指:在特定论域中,当对象 a 与对象 b 之间具有 R 关系,并且对象 b 与对象 c 之间也具有 R 关系时,对象 a 与对象 c 是否也具有 R 关系的问题。也就是说,当 aRb 真并且 bRc 真时,aRc 是否也真的问题。

关系的传递性也有三种可能情况:

① 传递关系

在特定论域中,当 aRb 真并且 bRc 真时,aRc 必真,在这种情况下,关系 R 就是传递关系。

例如,"重于"就是传递关系,因为如果甲的病情重于乙的病情,并且乙的病情重于丙的病情,那么甲的病情必定重于丙的病情。两个词项间的"全同""、"真包含于"和"真包含"关系也是传递关系。其他如"大于"、"高于"、"在前"、"年长于"、"早于"、"以东"等都是传递关系。

② 反传递关系

在特定论域内,当 aRb 真并且 bRc 真时,aRc 必假,在这种情况下,关系 R 就是反传递关系。

例如,"父子"关系就是反传递关系,因为如果甲与乙是父子并且乙与丙是父子,那么甲与丙就一定不是父子。

两个命题之间的矛盾关系也是一种反传递关系。其他如"母女"、"叔侄"、"甥舅"、"年长两岁"、"垂直于"等,都是反传递关系。

③ 非传递关系

在特定论域中,当 aRb 真并且 bRc 真时,aRc 可能真也可能假,在这种情况下,关系 R 就是非传递关系。

例如"认识"关系就是非传递关系,因为如果甲认识乙并且乙认识丙,那么甲可能认识丙也可能不认识丙。两个词项之间的"交叉"、"全异"关系也是非传递关系。其他如"信任"、"喜欢"、"帮助"、"表扬"、"相邻"等,都是非传递关系。

(三) 逻辑关系推理

逻辑关系推理就是前提中至少有一个关系命题的推理,它是根据前提中关系的逻辑性质进行推演的。逻辑关系推理可以分为两类:纯关系推理和混合关系推理。

1. 纯关系推理

纯关系推理就是前提和结论都是关系命题的推理。它包括下列四种:

① 对称关系推理

对称关系推理就是依据对称关系的逻辑性质进行推演的关系推理。

[例 2 - 146]

患者甲和患者乙是同一病区的,所以,患者乙和患者甲是同一病区的。

[例 2 - 147]

某甲和某乙学的是同一个专业,所以,某乙和某甲学的是同一个专业。

上例中,"同一病区"、"同一个专业"关系均对称关系,这是上面推理成立的依据。

对称关系推理的形式可表示为:

aRb
bRa

② 反对称关系推理

反对称关系推理就是依据反对称关系的逻辑性质进行推演的关系推理。

[例 2-148]
未成年人的父母是未成年人的监护人,
所以,未成年人不是其父母的监护人。

[例 2-149]
甲手术方案优于乙手术方案,
所以,乙手术方案不优于甲手术方案。

上例中,"监护人"、"优于"关系均为反对称关系,这是上面推理成立的依据。反对称关系推理的形式可表示:

aRb
—(bRc)

③ 传递关系推理

传递关系推理就是依据传递关系的逻辑性质进行推演的关系推理。

[例 2-150]
甲早于乙到达医院,
乙早于丙到达医院,
所以,甲早于丙到达医院。

[例 2-151]
甲和乙的血型相同,
乙和丙的血型相同,
所以,甲和丙的血型相同。

上例中,"早于"、"相同"关系均为传递关系,这是上面推理成立的依据。

传递关系推理的形式可表示为:

aRb
bRc
aRc

④ 反传递关系推理
反传递关系推理就是依据反传递关系的逻辑性质进行推演的推理。

[例 2-152]
老张是大张的父亲,
大张是小张的父亲,
所以,老张不是小张的父亲。

上例中,"……是……父亲关系"均为反传递关系,这是上面推理成立的依据。

反传递关系推理的形式可表示为:
aRb
bRc
—(aRc)

在进行纯关系推理时,应注意不要把非对称关系或非传递关系作为推理的逻辑依据,因为依据它们是不能推出必然结论的。

[例 2-153]
患者张认识患者李,所以,患者李认识患者张。

[例 2-154]
甲传染给乙,乙传染给丙,所以,甲决不会传染给丙。

[例2-153]、[例2-154]的推理都是错误的。因为"认识"是非对称关系,"传染"是非传递关系,所以,它们的结论都是不可靠的。

2. 混合关系推理

混合关系推理就是第一个前提是关系命题,第二个前提是直言命题,结论是关系命题的推理。

[例2-155]
致死致残的医疗差错重于一般医疗差错,
某医生发生的是致死致残的医疗差错,
所以,某医生发生的医疗差错重于一般医疗差错。

[例2-155]是一个混合关系推理,其推理形式为:

所有a与所有b有R关系
c是a
所以,c与b有R关系

在混合关系推理中,有两个前提和一个结论;在前提和结论中共有三个不同的词项,其中有一个词项在前提中出现两次,被称为媒介项。这些,都与直言三段论相类似。因此,混合关系推理又叫做关系三段论。

混合关系推理有以下几条规则:
① 媒介项至少要周延一次。
② 前提中不周延的项,在结论中也不得周延。
③ 前提中的直言命题必须是肯定命题。
④ 如果前提中的关系命题是肯定的,则结论中的关系命题也应是肯定的;如果前提中的关系命题是否定的,则结论中的关系命题也应是否定的。
⑤ 除对称关系外,在前提中作为关系者前项(或后项)的项,在结论中也应相应地作为关系者前项(或后项)。

凡遵守上述5条规则的混合关系推理都是有效的,而违反其中任何一条规则的混合关系推理,都是无效的。

前面所举之例为有效的混合关系推理,下面三例都是无效的。

[例2-156]
我们反对收受患者红包,
拿取药物回扣不是收受患者红包,
所以,我们不反对拿取药物回扣。

这个混合关系推理的形式为:
所有a与所有b有R关系
所有c不是b
所以,所有a与所有c不具有R关系
这个混合关系推理违反了上述规则③和规则④,是无效的。

[例2-157]
有人批评有些医生,
老张是医生,
所以,有人批评老张。

这个混合关系推理的形式为:

有些a与有些b有R关系
c是b
所以有些a有些b有R关系

这个混合关系推理违反了上述规则①,是无效的。

[例2-158]
我们反对一切滥用抗生素的医疗行为,
一切滥用抗生素的医疗行为是医疗行为,
所以,我们反对一切医疗行为。

这个混合关系推理的形式为:

所有 a 与所有 b 有 R 关系
所有 b 是 c
所以,所有 a 与所有 c 有 R 关系

这个混合关系推理违反了上述规则②,是无效的。

医生和律师的博弈
——医学命题逻辑

有一个律师,他的女儿突然患了急症。他请来了医生。医生知道,这个律师很滑头,赖账是出了名的。所以他对律师严肃地说:"我担心看完病后,您不会付急诊费。"

律师立即从口袋里掏出一张支票,说:"这是5 000美元,请您放心,无论您救活了她,还是误诊治死了她,我都如数付钱给你。"医生听后,放心进了门。经过医生全力抢救,病人还是死了。医生对律师说:"很抱歉,我已尽力了。"然后向律师讨要急诊酬金。

"我为什么要付给你酬金?"律师装出一副惊讶的样子。

"这是您亲口答应的。"

律师问:"您把我女儿救活了吗?"

医生回答说:"这不可能,因为她的病情实在太严重了,谁也救不活她。"

"那么,是您医死了我的女儿吗?"

"当然不是,我的诊断、急救方式和用药都没有问题。"

"这就对了,既然您没有把她救活,也没有把她医死,我就没有必要付给您酬金了。"律师狡猾地说。

这位医生抢救律师的女儿,有救活的可能,有误诊误治致死的可能,有虽尽力抢救但病情过重无力回天的可能。三种情况都是选言命题的选言肢。律师只问了前两种情况,故意遗漏了第三种情况。而恰恰就是这第三种情况是真的,这个选言命题少了第三种情况,整个选言命题就是假的。因此,善良的医生没有识破律师的伎俩,没有拿到诊金。

这个案例中包含的是医学命题逻辑的问题。

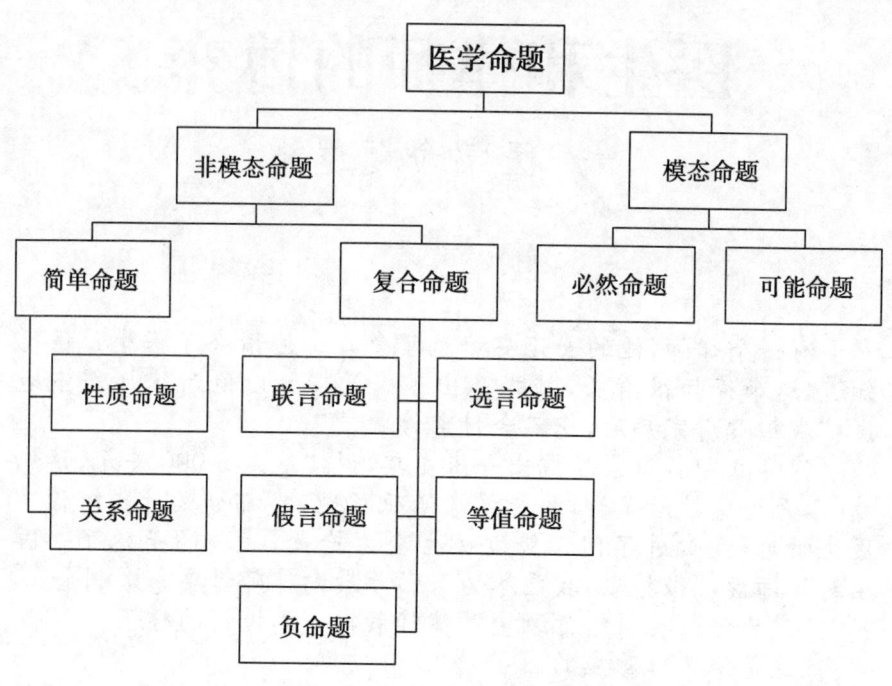

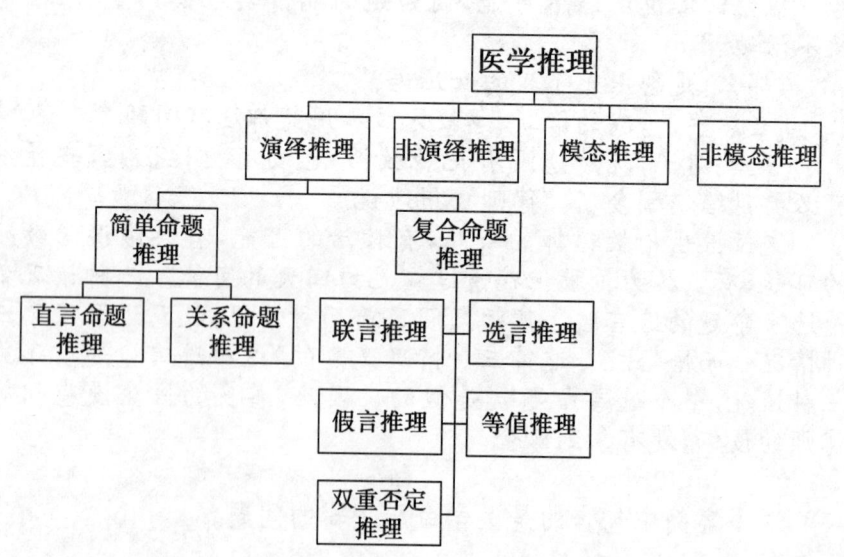

一、医学命题和推理概述

(一) 医学命题的特征

命题是对事物有所断定并具有真假之别的思维形式。命题有两个基本特征：一是必须有所断定，即对思维对象要么肯定，要么否定，不置可否的思维形式不是命题。命题的另一个基本特征是有真假之分，即要么是真的，要么是假的，无所谓真假或有时真有时假的思维形式不表达命题。只有同时具有两个特征的思维形式才是命题。

医学命题是对医学思维对象情况的陈述。医学思维对象有各种各样的情况。疾病的性质、病因之间的联系、症状的表现等等都是思维对象的情况。当医者认识了思维对象的情况，并通过语句把这种认识陈述和表达出来，就形成了命题。

[例 3-1]
医学人文精神是在医学活动中坚持以人为本的精神。

[例 3-2]
疾病假象是疾病本质特殊的表现形态，与疾病本质相左或相去较远，吻合率低，解释力弱。

[例 3-3]
早期诊断是具有普遍意义、临床各科均面临的重要问题之一。

[例 3-4]
医学哲学范畴是医学哲学理论体系中最基本和最深刻的概念。

医学命题有如下逻辑特征：

1. 医学命题要有所陈述。如果对思维对象无所陈述，就不能称之为命题。例如，"这个病例应该如何处理？"这个疑问句，既未说明该病例应怎样处理，也未说明不应怎样处理，即未对"这一病例究竟如何"这一事物情况作出陈述，而只是提出一个问题，所以，它不是命题。

2. 医学命题具有真假值。医学命题既然是对事物情况的陈述，它就应该有真假。如果一个命题所陈述的与客观实际情况相一致,这个命题就是真的;如果一个命题所陈述的与客观实际不一致,这个命题就是假的。例如,"成瘾行为者知道这样做是有害的但不能控制自己"就是一个真命题;"成瘾行为者不知道这样做是有害的但也可以控制自己"则是一个假命题。

任何命题或者真,或者假,但不能既真又假。命题的真、假二值,逻辑上统称为命题的真值,又称为命题的逻辑值。真命题的真值(或逻辑值)为真,假命题的真值(或逻辑值)为假。

命题有内容和形式两个方面,它们既相联系,又相区别。逻辑学并不研究命题的具体内容,各个命题的具体内容属于各门具体科学所研究的对象,逻辑学只从命题形式方面研究它的特征、种类,以及各种形式的命题之间的真假关系。

(二) 医学命题与判断

医学判断是对医学思维对象情况的断定,也就是对陈述思维对象情况的命题的断定。一个命题可以被断定,也可以未被断定,而断定了的命题就是判断。任何一个判断都是命题,但并非任何一个命题都是判断。命题比判断的范围要广,它既包括已被断定的命题——判断,也包括未被判断的命题——非判断。

[例3-5]

某医师在查房时说:"如果患者的这几项检查有阳性发现,那么他可能是乙型肝炎。"在这里,该医师并未断定"患者的这几项检查有阳性发现",也没有断定"他可能是乙型肝炎"。因而这两个命题都是未被断定的命题,而不是判断。

从以上分析可以看出,判断是主观的认定,而命题则不一定是主观的认定,逻辑学主要研究未断定的命题,同时也要研究已断定的命题。所以,从逻辑学的发展来看,用"命题"的提法代替"判断"要更科学些,而且"判断"在哲学上是理性思维形式,是一个哲学用语,逻辑学摒弃"判断"而改用"命题",也是逻辑学独立于哲学的体现。

(三) 医学命题与语句

通常说,语句是一组表示事物情况的声音或笔画,是命题的物质载体。

一方面,任何命题都是通过语句来表达的,没有语句,也就没有命题;另一方面,命题则是语句的内容,因此,命题与语句有着密切的联系。

命题与语句也有区别,它们不是一一对应的。

首先,虽然命题都通过语句来表达,但并非所有语句都表达命题。在陈述句、疑问句、感叹句和祈使句中,只有陈述句和疑问句中的反问句才表达命题。在特殊的语言环境中,有的时候一个标点符号或者一个词、甚至一个动作,也可以代表某些语句来表达某些命题。

其次,同一命题可以用不同的语句来表达。可以在不同的场合使用不同的语句来表达同一个命题,从而加强语句的感染力。

最后,同一语句还可以表达不同的命题。

(四) 医学命题形式及其种类

医学命题总是通过一定的形式表达出来,是形式和内容的统一。医学命题形式是指命题内容的联系方式。

[例 3-6]

所有的克隆恩氏病都是病因不明的疾病。(命题形式:所有的 S 都是 P)

[例 3-7]

生理与心理是相联系的。(命题形式:a 与 b 有 R 关系)

[例 3-8]

他或者是肺结核,或者是肺炎。(命题形式:p 或者 q)

[例 3-9]

如果血检发现疟原虫,那么这位患者所患是疟疾。(命题形式:如果 p,那么 q)

在以上不同形式的具体命题中,有着共同的逻辑形式:命题形式由常项和变项两部分构成。命题形式是多种多样的,我们可以根据不同的标准来对命题进行分类:

根据命题中是否包含模态词又把所有医学命题分为医学模态命题和

医学非模态命题。根据命题包含的模态词的不同,把模态医学命题分为必然命题、可能命题。根据医学命题中是否包含有命题联结词和其他命题成分,把医学命题分为两大类——医学简单命题和医学复合命题。

(五)医学推理及其分类

1. 医学推理

医学推理是一个医学命题序列,是以一个或一些命题为根据或理由得出另一个命题的思维过程。医学推理由前提和结论两部分组成。作为根据或理由的命题是前提,由前提推出的命题是结论。

[例3-10]
凡不具备手术指征的患者不宜手术,
所以,该患者不具备手术指征不宜手术。

[例3-11]
如果患者的诊断明确了,则患者甲的治疗方案可以确定,
现在患者甲的诊断明确了,
所以,患者的治疗方案可以确定。

[例3-12]
张文有喷射状呕吐,经查是颅脑占位性病变,
陈天有喷射状呕吐,经查是颅脑占位性病变,
万芳有喷射状呕吐,经查是颅脑占位性病变,
胡琏有喷射状呕吐,经查是颅脑占位性病变,
姜涛有喷射状呕吐,经查是颅脑占位性病变,
所有有喷射状呕吐,经查都是颅脑占位性病变,
所以,有喷射状呕吐,都是有颅脑占位性病变。

这些都是医学推理。[例3-10]是从一个医学命题推出另一个医学命题,[例3-11]、[例3-12]是从两个或两个以上的医学命题推出另一个医学命题。医学推理不是医学命题的任意组合。在推理中,作为前提的医学命题与作为结论的医学命题之间必须有推论关系,其标志是"所以"。

2. 医学推理的分类

医学推理是多种多样的,可以根据不同的标准对医学推理进行不同的分类。

首先,根据推理的前提和结论之间是否有蕴涵关系,即前提为真是否必然推出结论为真,可把推理分为医学演绎推理与医学非演绎推理。医学演绎推理就是前提与结论之间存在蕴涵关系的推理,医学非演绎推理就是前提与结论之间不存在蕴涵关系的推理。上述[例3-10]、[例3-11]是医学演绎推理,[例3-12]是医学非演绎推理。

其次,在医学演绎推理中,根据推理的前提是医学复合命题还是医学简单命题把医学演绎推理分为医学简单命题推理和医学复合命题推理。医学简单命题推理又分为医学直言命题推理和医学关系命题推理。医学复合命题推理又分为医学联言推理、医学选言推理、医学假言推理、医学等值推理和医学双重否定推理。

再次,根据推理是否包含医学模态命题,把推理分为医学模态推理和医学非模态推理。

逻辑学研究推理的中心任务是:保证演绎推理形式的有效性,提高非演绎推理结论的可靠性程度。医学演绎推理是前提蕴涵结论的推理,是必然性推理。即是说,一个有效的医学演绎推理形式,其变项在任意代入下,都有前提为真,则结论为真,而不会出现前提为真而结论为假的情况。这样的医学演绎推理形式被称作有效式。反之,不能保证前提真而结论为真的推理形式,便是无效式。一个推理是否有效是就其形式而言的,它与推理内容无关。

医学非演绎推理的前提并不蕴涵结论,即是说,医学非演绎推理的前提和结论之间的联系不是必然的,而是或然的,即使前提都真,结论也未必真,前提只能为结论提供一定程度的支持。因此,在医学演绎推理中存在推理是否有效的问题,在医学非演绎推理中不存在推理是否有效的问题,逻辑学在研究非演绎推理时,主要是解决如何提高其结论的可靠性程度,即寻求提高其可靠性程度的逻辑要求。

命题逻辑主要研究复合命题及其推理。它为检验复合命题推理是否有效提供判定方法和检测程序。

二、医学简单命题和医学复合命题

(一) 医学简单命题

所谓医学简单命题就是不包含其他命题的命题,或者说,医学简单命题是不包含命题联结词和肢命题成分的命题,它的变项是词项,对医学简单命题的分析,只能至分析词项,不能再把它分析为其他命题。

以下3例是医学简单命题。

[例 3-13]

DNA 序列分析技术是一个包括制备 DNA 片段化及碱基分析、DNA 信息翻译的多阶段的过程。

[例 3-14]

男性的基因突变率是女性的两倍。

[例 3-15]

胚胎干细胞(ES 细胞)是一种高度未分化细胞。

(二) 医学复合命题

医学复合命题是包含其他命题的命题,或者说是包含命题联结词和肢命题成分的命题,它的变项是命题。在复合医学命题中,作为其构成成分的命题称作肢命题,把肢命题联结起来的语词称作命题联结词。根据命题联结词的不同,复合医学命题又可分为医学联言命题、医学选言命题、医学假言命题、医学等值命题和医学负命题。

上面用作例子的命题,实际上可以换成任一命题。为了表示这种一般性,可以引入命题变项即小写字母 p、q、r、s 等来表示任一命题,用符号"∧"、"∨"、"→"、"↔"、"¬"来依次表示"并且"、"或者"、"如果,则"、"当且仅当"、"并非"这五个联接词,分别读作"合取"、"析取"、"蕴含"、"等值"和"非"。

"当且仅当"这一联结词通常只在数学、逻辑学及其他精确的学科中在充分必要条件假言推理中出现,医学思维中经常运用充分必要条件假言推理这种思维形式,有必要引入、熟悉和运用"当且仅当"这一联结词。

复合医学命题可以下述公式表示:$p \land q, p \lor q, p \to q, p \leftrightarrow q, \neg p$

它们分别是"联言命题"、"选言命题"、"充分条件假言命题"(蕴含命题)、"充分必要条件假言命题"("等值命题")和"负命题"的一般形式。

三、医学联言命题及其推理

(一) 医学联言命题

医学联言命题是断定若干医学思维对象的情况同时存在的命题。

[例 3-16]
肺结核的发病率较高,并且死亡率有明显增高的趋势。

[例 3-17]
胃和十二指肠球部炎症和溃疡表现为胸骨下段闷痛不适,也表现为上腹部胀气、疼痛、胃脘部灼热感等症状。

[例 3-18]
他不但血压高,而且血脂也高。

医学联言命题由"并且"等联结词和肢命题构成。医学联言命题的肢命题称为联言肢,一个联言命题的联言肢至少有两个,具有两个以上联言肢的联言命题与具有两个联言肢的联言命题,其逻辑性质是相同的。医学联言命题的逻辑联结词"……并且……",可用合取词"∧"表示。医学联言命题又称为医学合取命题。在医学思维中,医学联言命题逻辑联结词的语言形式是多种多样的,除"……并且……"外,还有"既是……又是……"、"……又……"、"不但……而且……"、"虽然……但是……"、"……也……"、"……而……"等等。

医学二肢联言命题的形式为:p 并且 q,也可以表示为合取式:$p \land q$。

医学联言命题是陈述若干思维对象的情况同时存在的命题,因此,一个医学联言命题的真假,归根到底取决于它的各个联言肢是否同时都是真的,也就是说,只有在联言肢都为真的情况下,医学联言命题才为真。如果联言肢有一个为假,那么,联言命题就是假的。例如[例 3-18]"他不但血压高,而且血脂也高"这个联言命题,只有在"他""血压高"、"血脂高"都真的情况下才是真的,在其余的情况下则是假的。

医学联言命题"$p \land q$"的逻辑性质可以用真值表表示如下:

p	q	p∧q
真	真	真
真	假	假
假	真	假
假	假	假

因为联言命题"p∧q"有两个变项，根据 p、q 的真假，所有的真假情况为 2×2=4。这四种情况为：p 真 q 真时，p∧q 为真；p 真 q 假时，p∧q 为假；p 假 q 真时，p∧q 为假；p 假 q 为假时；p∧q 为假。联言命题的真值表反映了联言命题与其肢命题之间的真假制约关系，刻画了联言命题的逻辑性质。

（二）医学联言推理

医学联言推理就是根据合取词或联言命题的逻辑性质进行推理的复合命题推理。医学联言推理不复杂，但在医学实践中这种推理形式经常被使用。所以我们必须重视这种推理。

1. 医学联言推理的分解式

医学联言推理的分解式是由医学联言命题的真，推出一个医学肢命题真的联言推理形式。

这种推理形式可表示为：

p 并且 q
所以，p
或
p 并且 q
所以，q

也可以把这种形式用蕴涵式（即前提蕴涵结论）表示为：

$(p \wedge q) \rightarrow p$
$(p \wedge q) \rightarrow q$

[例 3-19]
肾功能衰竭终末期患者既能行血液透析，也能行肾移植；
所以，此肾功能衰竭患者能行血液透析。

蕴涵式：(p∧q)→p

从联言命题的真值表可以看出，联言命题只有在所有的联言肢都真的情况下，它才是真的。

正是根据联言命题的这种逻辑性质，才能由联言命题的真，推出其肢命题为真。也就是说，当p∧q为真时，p一定为真，q也一定为真。因此，联言推理的分解式是前提蕴涵结论的，是有效式。

医学联言推理的分解式的前提提供了一个综合性的知识，其结论是在具体情况下需要强调的方面。而这种推理形式则体现了这种过渡的必然性和合理性，是医学思维过程中常用的思维方式。

[例3-20]
宫外孕漏诊往往是因为症状和体征不典型、病史询问及体格检查欠详细，更主要的是内科医生有时对育龄妇女急性腹痛进行鉴别诊断时把宫外孕遗忘；

所以，宫外孕漏诊往往是因为内科医生有时对育龄妇女急性腹痛进行鉴别诊断时把宫外孕遗忘。

蕴涵式：(p∧q∧r∧s∧t)→q

[例3-20]中有5个联言肢，在思维过程中肯定任何一个联言肢作结论，其推论在逻辑上都是成立的。医学联言推理的分解式在医学思维中的价值在于：在前面掌握患者病情的基础上，结合具体情况，有目的地突出某个方面，更富有针对性。所以，临床经常使用这种方法以明确诊断。[1]

2. 医学联言推理的合成式

医学联言推理的合成式是由全部肢命题真推出联言命题真的联言推理形式。在这种推理形式中，结论是联言命题，前提是联言命题的全部肢命题。

这种推理形式可表示为：

p
q
所以，p并且q

用蕴涵式表示为：

p∧q→(p∧q)

从联言命题的真值表也可以看出，当 p 真 q 也真时，p∧q 一定是真的。因此，联言推理的合成式是前提蕴涵结论的，是有效式。

[例 3 - 21]
淋病是传染病，
艾滋病是传染病；
所以，淋病和艾滋病都是传染病。

联言推理的合成式推理方式，是一种由部分向整体过渡的思维方式，在医学思维、临床思维中有着广泛的运用。

四、医学选言命题及其推理

医学选言命题可分为相容选言命题和不相容选言命题两类。

（一）医学相容选言命题

医学相容选言命题是断定若干思维对象情况中至少有一种情况存在的命题。

[例 3 - 22]
执业医师法是由国家制定或认可的。

[例 3 - 23]
王倩发烧或者是由于感冒，或者是由于肺炎。

医学相容选言命题由联结词"或者"等和肢命题构成。医学相容选言命题的肢命题称为选言肢。选言肢可以有两个，也可以有两个以上。具有两个以上选言肢的选言命题与具有两个选言肢的选言命题，其逻辑性质是相同的。只要有一个选言肢为真，相容选言命题为真；如果所有选言肢都假，则相容选言命题为假。这就是相容选言命题的逻辑性质。见下表：

医学相容选言命题"p∨q"的逻辑性质可以用真值表表示如下：

p	q	p∨q
真	真	真
真	假	真
假	真	真
假	假	假

在相容选言命题[例3-23]"王倩发烧或者是由于感冒，或者是由于肺炎"中，只有在"由于感冒"、"由于肺炎"都是假的情况下才是假的，在其余情况下都是真的

（二）医学不相容选言命题

不相容选言命题是只能有一个选言肢为真的命题。它的选言肢之间具有选择性和不可并存性。一个真实的不相容选言命题，必须而且只能有一个选言肢为真，否则，它就是假的。

[例3-24]

这个患者患的病要么是克隆恩氏病，要么是肠癌。

[例3-25]

他所患或者是肺结核，或者是肺炎。

可以把"要么p，要么q，二者必居其一"当做不相容选言命题的标准形式，其特点是：各个选言肢不能同时为真。因此，对于不相容选言命题来说，必须而且只有一个选言肢为真；若有多个选言肢为真；或者同时为假，则不相容宣言命题为假。

医学不相容选言命题"p∨q"的逻辑性质可以用真值表表示如下：

p	q	p∨q
真	真	假
真	假	真
假	真	真
假	假	假

在不相容选言命题[例3-25]"他或者是肺结核，或者是肺炎"中，在

"他"是"肺结核"、是"肺炎"都是假的或都是真的情况下，它是假的；在其余情况下，它都是真的。

一个选言命题究竟是相容的还是不相容的，没有专用的形式识别标记，只能看其中的各个选言肢是否能够同时为真；能够同时为真的，是相容选言命题；不能同时为真的，是不相容选言命题。这是因为联结词"或者"既可以在相容意义上使用，也可以在不相容意义上使用。"要么，要么"同样既可以在相容意义上使用，也可以在不相容意义上使用。因此，区分相容选言命题和不相容宣言命题，不能只看联结词，而应重点看它们的真值情况。

人们在使用相容选言命题时，经常会遇到选言肢是否穷尽的问题。所谓选言肢穷尽与否，就是指相容选言命题是否反映了事物的全部可能情况。如果一个相容选言命题的选言肢是穷尽的，就能保证至少有一个选言肢是真的，反之，如果一个选言命题的选言肢不是穷尽的，那么就不能保证至少有一个选言肢为真，这样的选言命题就可能假。

[例3-26]

某医生根据某患者有咯血症状，得出这样的结论：咯血是由肺炎引起的或者是由肺结核引起的。但经查，某患者所患疾病是肺癌。

某医生选言命题并没有穷尽所有的选言肢，因而可能是一个假命题。

一个医学选言命题，如果选言肢穷尽，它就一定是真的；但是，一个真的选言命题，其选言肢不一定是穷尽的。因为只要一个选言命题满足了"至少有一个选言肢是真的"这个条件，它就是真的。如上例中，如果某患者确系肺炎，即便这一选言命题的肢命题不穷尽，这一选言命题也是真的。

（三）医学相容选言推理

医学相容选言推理就是根据相容选言命题的逻辑性质进行的复合命题推理。其大前提为相容选言命题，小前提和结论为直言命题。它主要有两种有效的推理形式即否定肯定式和附加析取式。

1. 否定肯定式

医学相容选言推理的否定肯定式是在前提中否定选言前提中除一个以外的其他选言肢，从而得出肯定一个选言肢的结论的推理形式。

这种推理的形式可表示为：

p 或者 q
非 p(或非 q)
所以, q(或 p)

也可以用蕴涵式表示:
$(p \lor q) \land \neg p \to q$
$(p \lor q) \land \neg q \to p$

从相容选言命题的真值表可以看出,当 p∨q 为真,当并且 p 为假时,q 一定是真的,当 p∨q 为真,并且 q 为假时,p 一定是真的。所以,选言推理否定肯定式是有效的。

[例 3-27]
昨天值夜班的护士或者是甲,或者是乙,
现已查明昨天值夜班的护士不是甲,
所以,昨天值夜班的护士是乙。
用蕴涵式表示即:
$(p \lor q) \land \neg q \to p$

[例 3-28]
这台手术的主刀或者是张医生,或者是陈医生,
这台手术不是陈医生主刀,
所以,这台手术是张医生主刀。
用蕴涵式表示即:
$(p \lor q) \land \neg q \to p$

选言推理中有一种无效的推理形式即肯定否定式,其推理形式为:

p 或者 q
p(或 q)
所以,非 q(或非 p)

[例 3-29]
某医生出现医疗差错或是责任心不强或是违反规章制度，
某医生违反规章制度；
所以，某医生出现医疗差错不是责任心不强。

这种推理之所以无效的，可以从相容选言命题的真值表中看出。当 $p \vee q$ 为真并且 p 为真时，q 可真可假。因此从 $p \vee q$ 和 p，不必然推出 $\neg q$；同理，从 $p \vee q$ 和 q 也不能必然推出 p。

从上面的阐述中，我们可以总结出相容选言推理的两条规则：

（1）否定一部分选言肢，就要肯定另一部分选言肢。
（2）肯定一部分选言肢，不能否定另一部分选言肢。

这样，我们判定一个相容选言推理是否有效，就可以依据它的规则。比如[例 3-27]、[例 3-28]的推理形式之所以有效，是因为它们没有违反推理规则。而[例 3-29]的推理形式之所以无效，就是因为它违反了规则。

2. 析取附加式

医学相容选言推理的析取附加式是以任一命题为前提而得出以这个命题为一选言肢，并附加另一选言肢构成的选言命题为结论的推理形式。

这种推理的形式可表示为：

p
所以，p 或者 q

用蕴涵式表示为：

$p \rightarrow p \vee q$

[例 3-30]
咯铁锈色的痰是大叶性肺炎典型症状；

所以,咯铁锈色的痰或者 X 线摄片显示整个肺叶致密阴影是大叶性肺炎的典型症状。

用蕴涵式表示即:p→p∨q

[例 3-31]
气钡双重造影是诊断早期胃癌的有效方法;
所以,气钡双重造影或者病理活检是诊断早期胃癌的有效方法。
用蕴涵式表示即:p→p∨q

从相容选言命题的真值表可以看出,当 p 为真时,p∨q 一定是真的,所以,选言推理附加式是有效的推理。

掌握选言推理的各种形式和规则,可以提高医学思维的效率和准确性。由于医学的复杂性,医学思维往往面临在不同的可能之间取此舍彼或舍此取彼的情景。而不同的取舍,往往会有极其不同甚至截然相反的结果。所以,在医学思维中审慎地运用选言推理是十分重要的。在运用相容选言推理的时候,要获得正确的结论一是要注意选言肢要尽量穷尽各种可能,二是进行推理时必须慎用否定肯定式,以提高结论的必然性。

[例 3-32][2]
患者李某某,男性,65 岁,因反复乏力、纳差、水肿伴全身酸痛 6 个月,尿少、恶心、呕吐伴胸闷、气喘 2 周入院。否认有慢性肾小球肾炎病史,无糖尿病及高血压病史。体格检查:T36.5℃,P102 次/min,R22 次/min,BP26.5/15.0 kPa(199.8/112.5 mmHg)。神志清醒,贫血貌,面部浮肿,口唇紫绀;颈部无抵抗,气管居中,甲状腺不大;胸部双侧对称,呼吸深而快,胸骨压痛,两肺可闻及湿啰音。心界略向左下扩大,心率 120 次/min,心尖部可闻及收缩期杂音Ⅱ—Ⅲ级和心包摩擦音;腹平软,肝肋下 2 cm 有轻触痛,脾肋下未及,腹水征(一);肾区轻叩痛。两下肢重度水肿。

实验室及辅助检查:血常规检查提示血红蛋白 62 g/L,白细胞 10.8×10^9/L,中性粒细胞比例偏高;尿检示尿蛋白+++,红细胞 4—6/HP,白细胞 2—3/HP,颗粒管型 0—3/HP;肝功能检查示血肌酐 736 μmol/L,血尿素 34.2。血钾 5.0 mmol/L,血纳 126 mmol/L,血氯 88 mmol/L,血钙 3.7 mmol/L,血糖正常范围,抗核抗体、抗 ds-DNA 和其他风湿病血清测定结果正常,未查到病毒性肝炎血清标志阳性结果;B超检查提示双肾大小基本正常,心电图示窦性心动过速,ST段改变;超声心动图示左心扩大,心包有少量积液。

患者肾功能衰竭诊断成立,符合透析治疗指征,给予透析治疗,纠正水电解质和酸碱平衡紊乱,补充能量,经过上述治疗后,症状有所缓解,但与一般肾功能衰竭透析治疗患者相比症状缓解不够明显,并出现全身疼痛症状。

患者出现肾功能衰竭的原因是什么?是慢性肾小球肾炎、糖尿病肾病?还是风湿性疾病?该患者无慢性肾小球肾炎病史,血糖在正常范围,抗核抗体、抗ds-DNA和其他风湿病血清测定结果正常。故慢性肾小球肾炎、糖尿病肾病、风湿性疾病作为该患者的病因证据还不充分。因该患者为老年男性,有全身骨痛、碱性磷酸酶升高、高钙血症及重度贫血,常规透析治疗效果不佳,应高度怀疑是否患者有多发性骨髓瘤。经加查尿白蛋白、血清蛋白电泳、血免疫球蛋白测定,摄X线颅骨片和骨髓涂片等检查,确诊为多发性骨髓瘤并发肾功能衰竭。

通过对该病例分析讨论,提出肾功能衰竭3种可能的原因,形成了一个有3个选言肢的选言命题。但是,通过询问病史和进行相关辅助检查表明,患者不可能是慢性肾小球肾炎、糖尿病,也不可能是风湿性疾病。在这种情况下应考虑还有第四种可能,即多发性骨髓瘤。

因为该患者为老年男性,有全身骨痛、碱性磷酸酶升高、高钙血症及重度贫血,结合白蛋白、血清蛋白电泳、血免疫球蛋白测定,摄X线颅骨片和骨髓涂片等检查均符合多发性骨髓瘤所致肾功能衰竭诊断。由于多发性骨髓瘤临床上少见,容易误诊。这在逻辑上,本应形成4个选言肢的选言命题,但作为诊断者却遗漏了其中的第4种可能,犯了选言肢未穷尽各种可能的逻辑错误。

(四)医学不相容选言推理

根据医学不相容选言命题的逻辑性质,医学不相容选言命题包括下列有效式:

1. 否定肯定式

医学不相容选言命题的否定肯定式是:如果否定一个医学不相容选言命题的选言肢,则必须肯定它的另一个选言肢。其形式是:

要么 p,要么 q
非 p
所以,q

用蕴涵式表示为:(p∨q)∧¬p→q

要么 p,要么 q
非 q
所以,p

用蕴涵式表示为:(p∨q)∧¬q→p

[例 3-33][3]
患过敏性紫癜或因食物过敏,或因药物过敏,
现已查明不是食物过敏;
所以,是药物过敏。
用蕴涵式表示为:(p∨q)∧¬p→q

[例 3-34]
他所患或者是肺结核,或者是肺炎。
他所患不是肺炎,
所以,他所患是肺结核。
用蕴涵式表示为:(p∨q)∧¬q→p

否定肯定式的规则是:

(1) 否定除一个以外的其余选言肢,就要肯定那个未被否定的选言肢;
(2) 选言命题必须穷尽一切可能的情况。

规则(1)是不相容选言命题的逻辑性质所决定的。因为一个真的不相容选言命题,其各个选言肢不能同假,必有一真。已知除一个以外的其余

选言肢为假,就可以判定这个未被否定的选言肢为真。就是说,在不相容选言推理中,不能否定所有的选言肢。否定除一个以外的其余选言肢,就必然要肯定那个未被否定的选言肢。

2. 肯定否定式

医学不相容选言命题的肯定否定式是:如果肯定一个医学不相容选言命题的选言肢,则必须否定它的另一个选言肢。其形式是:

要么 p,要么 q
p
所以,非 q

用蕴涵式表示为:$(p \vee q) \wedge p \to \neg q$

或者

要么 p,要么 q
q
所以,非 p

用蕴涵式表示为:$(p \vee q) \wedge q \to \neg p$

[例 3-35][4]
患急性阑尾炎患者要么实行手术治疗,要么实行保守治疗,
此急性阑尾炎患者实行手术治疗;
所以,此急性阑尾炎患者不实行保守治疗。
用蕴涵式表示为:$(p \vee q) \wedge p \to \neg q$

肯定否定式的规则是:

肯定一个选言肢,就要否定其他选言肢。

这个规则是作为大前提的不相容选言命题的逻辑性质的必然延伸。

因为这个选言命题是不相容的,即各个选言肢是相互排斥的。其各个选言肢之间的真假关系是:只有一真,不能同时真。所以,当小前提肯定一个选言肢为真时,剩下的选言肢就必然不真,必须否定。

(五) 医学选言推理临床应用的注意点

在临床诊断思维中,经常运用的是选言推理的否定肯定式。其公式表示如下:

患者 P 的症状 $S_1,S_2,S_3\cdots Sn$ 可出现于疾患 D_1 或 D_2 或 D_3 或 D_4
现在可否定疾患 $D_2,D_3,$ 和 D_4
所以,患者所患的可能是疾患 D_4

依照逻辑规则,肯定否定式选言推理的大前提要穷尽一切可能。这一逻辑规则在临床上运用时有一定的困难。在很多情况下,医生很难做到对患者可能患有的一切疾患都能提出来加以考虑。由于临床医生的思维方式和时间所限,也可能由于医学发展的水平和医院的条件,有些罕见病、少见病,甚至是常见病,也有可能由于某种原因未及考虑。所以,即使否定了大前提中已经提出的(除一种以外)各种疾患,也不能毫无保留地认为患者所患的就是仅余的那种疾病。所以,这里只宜把结论看成一个可能的命题,以免阻塞考虑其他可能疾患的思路。

在进行鉴别诊断的时候,应该尽量把一切该考虑的可能性都加以考虑,但不必拘泥于一定要用严格的"选言推理的否定肯定式"来作为确诊的唯一方法。事实上,临床思维中往往是把选言推理作为一个环节,运用于临床诊断思维中,和其他推理形式结合起来,以得到一个最有可能走向确诊的意见。

五、医学假言命题及其推理

(一) 医学假言命题中的条件

从医学逻辑思维的视角看,医学认识对象之间因果联系有三种类型。

第一种是"多因一果"即多种原因可以产生同一种结果,或者说,具备了多种条件中的任何一种条件就会产生那个结果。我们把多因一果中的"因"(条件)叫做"充分条件"。充分条件的特征是"有了就够,没有也行",或者说是"有之必然,无之未必不然"。只"充分",不"必要"。

第二种叫"合因一果"即某一结果是由多种原因合起来共同造成的,或者说,我们要取得某一结果必须具备两个或两个以上的条件。我们把合因一果中的"因"(条件)叫做"必要条件"。必要条件的特征是"有了不够,没有不行"或者说是"有之未必然,无之必不然"。只"必要",不"充分"。

充分条件和必要条件之间存在着密切的关系,这就是:

如果 p 是 q 的充分条件,那么 q 就是 p 的必要条件;
如果 p 是 q 的必要条件,那么 q 就是 p 的充分条件;
因此,1."如果 p,那么 q"等值于"只有 q,才 p";
  2."只有 p,才 q"等值于"如果 q,那么 p"。
蕴含式为:$(p \to q) \leftrightarrow (q \to p)$

第三种是"一因一果"即有某一种原因就会产生某一种结果,而且只有这种原因才会产生这个结果。我们把"一因一果"中的因(条件)叫做充分必要条件。

充分必要条件的特征是"有了就够,没有不行",或者说"有之必然,无之必不然"。既"充分",又"必要"。

(二) 充分条件的医学假言命题

医学假言命题是陈述某一思维对象情况存在是另一思维对象情况存在的条件的命题。在医学实践中,假言命题运用十分广泛。

[例 3-36]
如果在医生治疗过程中发生违反规章制度的行为,那么出现误诊就应承担相应责任。

[例 3-37]
如果患者或其亲属签署手术知情同意书,那么手术可以进行。

[例 3-38]
只要诊断明确,这例患者的病情就可以控制甚至治愈。

充分条件的医学假言命题由联结词"如果……那么……"和肢命题构

成。充分条件的医学假言命题的逻辑联结词"如果……那么……"可以用蕴涵词"→"表示。"如果"后面的肢命题称作假言命题的前件,"那么"后面的肢命题称作假言命题的后件。

在医学实践中,充分条件的医学假言命题逻辑联结词的语言形式是多种多样的,除了"如果……那么……"外,还有"如果……则……"、"假如……那么……"、"只要……就……"、"……则……"等等。医学假言命题的形式为:如果 p,那么 q。用蕴涵词表示为:$p \rightarrow q$。

充分条件的医学假言命题的逻辑性质是:只有前件真而后件假时,整个命题才为假;前件是假的,不管后件是真是假,整个命题都为真。假言命题陈述前件蕴涵后件,也就是说,它陈述了前件真时,后件一定是真的。

假言命题"$p \rightarrow q$"的逻辑性质可以用真值表表示如下:

p	q	$p \rightarrow q$
真	真	真
真	假	假
假	真	真
假	假	真

从真值表中可以看出,当 p 真而 q 假时 $p \rightarrow q$ 为假。当 p 真 q 也真,或者 p 假而 q 真,或者 p 假 q 也假时,$p \rightarrow q$ 都是真的。

需要指出的是,逻辑学虽然只从形式方面研究命题的真假性质,但在假言命题中,如果只考虑前、后件的真值关系,而不考虑前、后件的内容联系,那么就会出现前、后件没有内容上的联系,只是形式上正确的假言命题,这种假言命题被称为蕴涵怪论。

下列假言命题正确吗?

[例 3-39]

如果耶稣的手抚摸患者的头顶,患者病就会痊愈。

$p \rightarrow q$

此例是一个充分条件的假言命题,从形式上而言,它是正确的。但内容显然是荒谬的,这种现象被称之为"蕴含怪论"。

(三) 充分条件的医学假言推理

充分条件的医学假言推理是以充分条件的医学假言命题为大前提,而以一个直言命题肯定其前件存在,进而推出其后件存在的结论,或者否定其后件存在,进而推出前件不存在的结论。这种推理有两种正确的形式:肯定前件式和否定后件式。

1. 肯定前件式

[例3-40]

宋代皇帝如徽宗赵佶、高宗赵构都是爱好绘画并竭力提倡绘画的。为此,宋代曾经设立皇家画院,称为翰林图画院。画院集天下名手数百人,累开科举用古诗词做考题招考画家。一次,皇家画院要求以"深山藏古寺"为题作画。结果,一位画家的作品(见下图)夺魁。画面上山峦起伏不见古寺,只见蜿蜒山路之上有一小和尚挑水拾级而上。

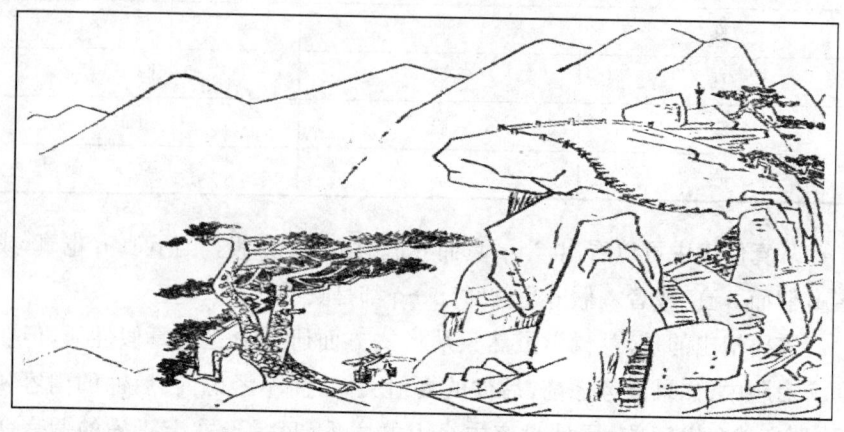

该画家的思维过程是一个充分条件假言命题推理的肯定前件式。

如果有和尚往山中挑水,那么该山中藏有寺庙,
画面中有和尚往山中挑水,
所以,画面上的山林中藏有寺庙。

充分条件假言推理的肯定前件式的形式可表示为:

如果 p,那么 q

p

所以，q

蕴涵式表示为：(p→q)∧p→q

[例 3-41]

如果病理活检发现癌细胞，那么他患有癌症，

病理活检发现癌细胞，

所以，他患有癌症。

用蕴涵式表示为：(p→q)∧p→q

充分条件假言命题的真值表：

p	q	p→q
真	真	真
真	假	假
假	真	真
假	假	真

从充分条件假言命题的真值表可以看出，p→q 为真并且 p 为真时，q 一定是真的，所以，假言推理的肯定前件式是有效的。

2. 否定后件式

[例 3-42]

另一幅以"野渡无人舟自横"为题的画面上，一船夫悠然吹笛。

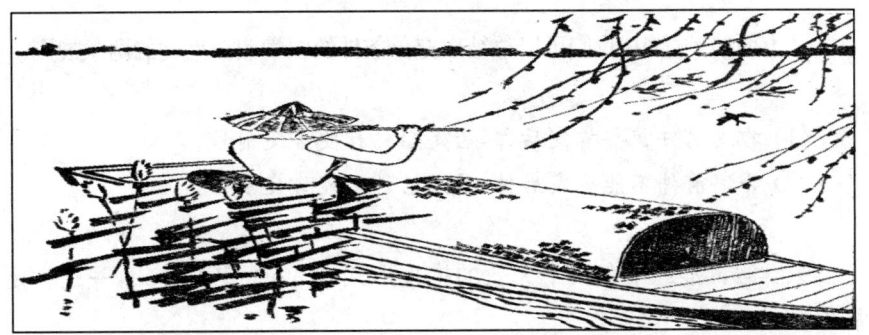

该画家的思维过程是一个充分条件假言命题推理的否定后件式。

如果渡口有人过渡,船夫就不会如此悠闲,
渡船上的船夫悠闲自在,
所以,这个渡口无人过渡。

医学假言推理的否定后件式是一个前提为假言命题,另一个前提为该假言命题后件的否定,从而得出否定该假言前提前件的结论的推理形式。

医学假言推理的否定后件式的形式可表示为:

如果 p,那么 q
非 q
所以,非 p

可以用蕴涵式表示为:
$(p \to q) \land \neg q \to \neg p$

[例 3-43]
如果死者是服毒死亡,那么,尸体内就会有毒药的残余物,
尸体内没有毒药的残余物,
所以,死者不是服毒死亡。

从充分条件假言命题的真值表可以看出,当 $p \to q$ 为真并且 q 为假时,p 一定是假的。所以,假言推理的否定后件式是有效的。

从上面的阐述中,我们可以总结出充分条件的医学假言推理的两条规则:

(1) 肯定前件就要肯定后件,否定后件就要否定前件。
(2) 否定前件不能否定后件,肯定后件不能肯定前件。

医学假言推理中有两个无效的推理形式,一是否定前件式,一是肯定后件式。

否定前件式为:

如果 p，那么 q
非 p
所以，非 q

[例 3 - 44]
如果患有肺炎，那么会咯血，
某人没有患肺炎，
所以，某人没有咯血。

一个人如果患肺炎，有可能咯血，但不患肺炎，不一定不咯血。其他呼吸系统疾病如气管炎等也能引起咯血。[例 3 - 44]推理通过否定前件来否定后件，违反了充分条件假言推理的规则。

肯定后件式为：

如果 p，那么 q
q
所以，p

[例 3 - 45]
如果得了阑尾炎，腹部就会剧痛，
他腹部剧痛，
所以，他得的是阑尾炎。

腹部剧痛固然可能是因为阑尾炎引起，但也可能是因为外伤、寄生虫为害等原因引起的。上述推理通过肯定后件来肯定前件，违反了充分条件假言推理的规则。

这两种形式的推理之所以是无效的，也可以从充分条件假言命题的真值表中看出。当 p→q 为真并且 p 为假时，q 可真可假；当 p→q 为真并且 q 为真时，p 可真可假。因此，从 p→q 和¬p，不能必然推出¬q；也不能从 p→q 和 q 必然推出 p。

[例 3 - 46][5]

患者,女,45 岁,1983 年 3 月初发现右乳有一肿块,同月 15 日到某医院就诊。经过询问和检查,见患者双乳明显增生,右乳肿块局限于第二象限,轻压痛,质硬,触之能活动,与月经无关。以往曾有乳腺增生史,其亲属二人分别死于子宫癌和胰腺癌。考虑到患者年龄、既往史、家族史和肿块部位,应想到乳腺癌的可能。建议做 B 超和红外热像图检查。B 超检查示:双乳回声增强,结构稍紊乱,未见明显肿物。报告结论是"增生(?)"。红外热像图示:右乳皮温高于左侧 1℃,血管增生明显,右乳第二象限见异常热区,有结节及血管影像重叠,中心温度高于正常腺体 3℃。报告结论是"复合癌变"。这两个相互矛盾的报告,虽然各有自己的依据,但在逻辑推理上却有对有错。

(1) B 超的诊断报告:

大前提为充分条件假言命题的假言推理否定式

如果患者患乳腺癌,那么 B 超图像会出现杂乱波、呆滞波,而且出波有衰减现象,

但事实上,B 超图像没有出现杂乱波、呆滞波,而且出波有衰减现象,

所以不是乳腺癌。

这个推理遵循了充分条件假言推理的"否定后件必能否定前件"的规则,就是说,患者如果患乳腺癌,超声波图像是否出现异常则难以断定;后件是前件的必要条件——"无之必不然,有之未必然"即超声波图像无异常,则必定不是乳腺癌,超声波图像有异常则未必就是乳腺癌。所以医生根据"如果后件不存在,则产生这一结果前件(理由)也不一定存在"的规则,作出本例不是乳腺癌的诊断是正确的。

(2) 红外热像仪诊断报告,用的也是大前提为充分条件假言命题的假言推理,但是它违反了充分条件假言推理关于"肯定后件不能必然肯定前件"的规则,结果得出了与实际情况不符合的错误诊断。

[例 3 - 47]

如果患者患乳腺癌,那么乳腺对比侧相应的部位应高出 1℃以上;

事实上,热像图显示右乳皮温高于左侧 1℃,中心温度高于正常腺

体 3℃,

所以,患者患有乳腺癌。

这里,乳腺癌是皮温有差异的充分条件,有乳腺癌患者乳腺对比侧相应的部位应高出 1℃以上。但是,肯定后件却不等于肯定前件。因为后件只是前件的必要条件,没有后件,必定没有前件;有了后件,却不一定就有前件。皮温增高,除了肿瘤之外,还可能有炎症、增生等其他原因使血液流量增加而造成的。所以,红外热像仪诊断报告通过肯定后件来肯定前件,违反逻辑规则,诊断结论是错误的。

临床诊断推理中,运用假言选言推理的情况,更常见的也许是它的否定式,即由否定"充分条件假言推理"的大前提的后件,从而合乎逻辑地否定其前件:

如果患者患有疾病 p,那么会有症状 q_1、q_2、q_3……q^n

患者没有症状 q_1、q_2、q_1……q_n

所以,患者未患 p

这常常用在鉴别诊断中。然而,实际的诊断思维比这要复杂,因为患者可能有 q_1、q_7,但没有 q_2、q_3、q_4、q_5、q_6(设 n=7),结论如何下,就要看 q_1、q_7 对于诊断疾患 p 的关键程度了。复杂的、具体的临床诊断思维,很难用一种或几种逻辑公式来概括无遗。通常在进行除外的鉴别诊断时,大前提中所应列举的症征只应是最关键的少许几种特征性症征,这样就较易于按逻辑要求得出相应的结论。

3. 排除诊断法的逻辑依据与局限

排除诊断法是指患者所患疾病目前尚缺乏特异性的诊断依据,为获得较为确定的诊断意见,提出一组包括全部可能性的疾病中,一一排除其他疾病,最后剩下的一种无法排除的疾病而形成拟诊的诊断方法。或者用于患者症状体征不典型,临床资料不够充分的情况下,先提出一组与临床表现相似的疾病,然后根据各种疾病的特点,有针对性地进一步收集病史,查体和必要的实验室检查,并结合临床动态观察,通过反复比较和鉴别,逐一排除其中可能性较小的疾病,使诊断范围逐步集中到一、二种疾病,再作出诊断。

排除诊断法的特点是以充分条件的假言推理的否定式来逐一排除某些疾病存在的可能。

[例 3 - 48][6]

患者郭某,女,32 岁,腹胀数月,近 1 月来有加重。自觉腹部逐渐隆起,伴有低烧(38℃左右),有时腹痛,尿少,大便时干时稀,体检:慢性病容,消瘦,心肺未发现特殊,血沉 80 mm/小时,有移动浊音,肝、脾触及不满意,腹部有轻度压痛。

此例可先运用类比推理,提出可能存在的以下几种疾病:结核性腹膜炎、腹膜转移癌、肝硬化腹水、心源性腹水、肾性腹水等。这五种拟诊的疾病与患者所表现的症状和体征都有一部分相似,但资料都不充分,尚需要进一步收集临床资料,进行比较和鉴别,用假言推理的否定式对可能性较小的疾病逐一排除:

如果是肾性腹水,应有尿常规及肾功能改变,但该患者尿常规即肾功能正常,故可排除肾性腹水;

如果是缩窄性心包膜炎,应有心电图(低电位)、X 线(心包膜钙化点)及中心静脉压的改变,但上述检查结果均为正常,故排除了心源性腹水的可能;

如果是肝硬化腹水,患者应有明显肝功能损伤及门脉高压症(如食管静脉曲张、脾大),但患者缺乏上述临床表现,故肝硬化腹水亦可暂时排除。

通过以上逐一排除,拟诊范围缩小到最后只剩下结核性腹膜炎及癌性腹水的可能性最大。考虑到患者比较年轻,胃肠检查及其他检查均未能证实癌症的原发灶,故以结核性腹膜炎的可能性更大。经用抗结核药物治疗,病情逐渐好转出院,证实此诊断是正确的。

要避免排除诊断法的局限性,提高排除诊断法正确率,需注意以下三个方面的问题:

首先,穷尽可能存在的诊断假设,如果将真正的疾患遗漏了,即使排除所有假设诊断中的疾病,也难以得出明确的结论。

其次,避免主观性思维方式是保证排除诊断法正确率的重要条件。临床症状是复杂现象,真像假象相互交错,主次症状相互掩盖,原发症继发症相互纠缠,如果缺乏全面的分析,忽略了有诊断意义的征象,将不该排除的疾病排除了,正确的诊断就是不可能的了。

第三,排除诊断法有一个明显的缺陷,就是它本身缺乏直接的证据。用此种方法得出的结论,是根据排除了某些相似的疾病而形成的。就是说,是从反面证明不是某种疾病的,由此而推论出可能是另一种疾病。由此,这种方法有一定的或然性。克服此缺陷的有效方法,就是同时从正面取得直接证据。由此,排除诊断方法在临床上往往是和其他方法综合运用的。

(四) 必要条件的医学假言命题

必要条件假言命题是陈述一事物情况是另一事物情况的必要条件的复合命题。

[例 3-49]

只有找到病因,才能对因治疗。

[例 3-50]

除非证据充足,医生才能明确诊断。

必要条件假言命题由联结词"只有……才……"和肢命题构成,必要条件假言联结词的语言形式还有"除非……不……"、"不……不……"等。"只有"后面的肢命题称作前件,"才"后面的命题称作后件。必要条件假言命题的形式是:只有 p,才 q。

必要条件的假言命题的逻辑性质是:只有前件假而后件真时,整个命题才为假;其他情况下,整个命题都为真。

必要条件假言命题的真值表:

p	q	p→q
真	真	真
真	假	真
假	真	假
假	假	真

例如：不入虎穴，焉得虎子，就是必要条件的假言命题。入虎穴是得虎子的必要条件。只有不入虎穴（前件假）得虎子（后件真）的时候，整个命题是假的。其他情况如入虎穴，得虎子；入虎穴，没有得虎子；不入虎穴，不得虎子，整个命题都是真的。

（五）必要条件的医学假言推理

必要条件的假言推理的大前提为必要条件的假言命题，小前提否定前件，结论否定后件；或小前提肯定后件，结论肯定前件。

[例 3-51]

有人为下幅画命名为"踏花归来马蹄香"，其逻辑推理是两个必要条件的假言推理：

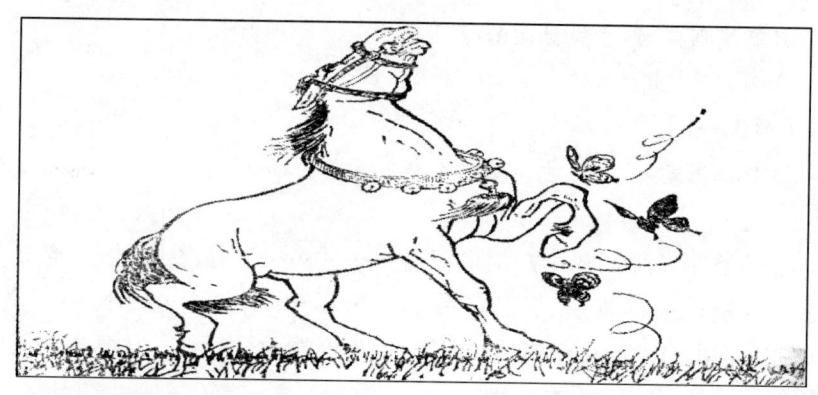

只有马蹄上带有花香，蝴蝶才会绕着马蹄飞舞，
这匹马的马蹄周围有蝴蝶飞舞，
所以，这批马的马蹄带有花香。

只有踏过花丛的马，马蹄上才会带有花香，
这匹马的马蹄上带有花香，
所以，这匹马是踏过花丛的马。

只有 p，才 q

q
所以，p
用蕴涵式表示为：(¬p→¬q)∧q→p

[例 3‑52]

有人为下幅画命名为"竹锁桥边卖酒家"，其逻辑推理也是一个必要条件的假言推理：

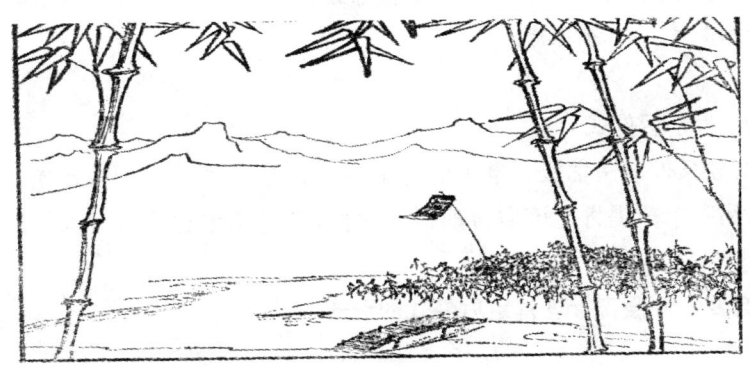

只有竹林中有酒店，竹林中才会飘荡着酒帘，
画面中这片竹林中飘荡着酒帘，
所以，这片竹林中必有酒店。

只有 p，才 q
q
所以，p
用蕴涵式表示为：(¬p→¬q)∧q→p

必要条件的假言推理有两种正确的式：否定前件式和肯定后件式。
1. 否定前件式
必要条件假言推理的否定前件式是一个前提为必要条件假言命题，另一个前提否定该假言前提的前件，进而结论否定假言前提的后件的推理形式。
必要条件假言推理否定前件式的形式为：

只有 p,才 q
非 p
所以,非 q
用蕴涵式表示为:(¬p→¬q)∧¬p→¬q

[例 3-53]
只有患者或家属在手术同意书上签字,才可以施行手术,
患者或家属没有在手术同意书上签字,
所以,手术不能施行。

2. 肯定后件式
必要条件的医学假言推理的肯定后件式是一个前提为必要条件假言命题,另一个前提肯定该假言前提的后件,进而结论肯定假言前提的前件的推理形式。

必要条件假言推理肯定后件式的形式为:

只有 p,才 q,
q
所以,
p 用蕴涵式表示为:(¬p→¬q)∧q→p

[例 3-54]
只有患者或家属在手术同意书上签字,手术才能施行,
手术施行,
所以,手术患者或家属在手术同意书上签了字。

"肯定后件式"是一个高特异性的思维形式,临床症状符合这种高特异性的情况是有条件的。在实际工作中,应注意其运用语境。
假如可以采取如下的"必要条件假言推理",便可以由肯定后件而肯定前件:

只有疾病 p,才有症状 q,

现在患者有症状 q，

所以，患者患的是疾病 p。

通过必要条件假言推理的肯定后件式得到的是一个确定的诊断。但应该注意到，"只有疾患 p 才有症状 q"的形式，要求高度特异性的症状与疾病的严格对应。当客观上缺乏这种严格特异性时，使用这种推理形式是不恰当的。

要保证医学必要条件的假言推理的正确性，必须遵循其推理的规则。必要条件的假言推理的规则是：

（1）否定前件就要否定后件，肯定后件就要肯定前件；
（2）肯定前件不能肯定后件，否定后件不能否定前件。

以下推理由于违反了推理规则，所以是无效的：

[例 3-55]
只有积极地采用化疗和放疗手段，恶性肿瘤才能治愈，
现在积极地采用了化疗和放疗手段，
所以，恶性肿瘤能治愈。

这个无效的推理公式如下：

只有 p，才 q
p
所以，p
用蕴涵式表示为：$(\neg p \rightarrow \neg q) \wedge p \rightarrow q$

在医疗实践中，恶性肿瘤不一定能治愈。要治愈恶性肿瘤，还受到其他许多条件的制约。这个推理采用了肯定前件式，这是一个无效的方式，不能得出必然的结论。

（六）充分必要条件的医学假言命题

如果有 p 就有 q，无 p 则无 q，则 p 是 q 的充分必要条件。

充分必要条件假言命题是断定 p 是 q 的充分必要条件的假言命题,由"当且仅当"作为联结词连接两个肢命题形成。

[例 3 - 56]

HIV 血检阳性,当且仅当,艾滋病病毒携带者的诊断成立。

显而易见,当前件和后件同时为真或同时为假,充分必要条件假言命题为真,在其他情况下都是假的。

充分必要条件假言命题的真值表:

p	q	p↔q
真	真	真
真	假	假
假	真	假
假	假	真

(七) 充分必要条件的医学假言推理

充分必要条件的医学假言推理是以充分必要条件假言命题为大前提的假言推理。其形式有以下 4 种:

1. 肯定前件式,其公式为:

当且仅当 p,则 q
p
所以,q
用蕴涵式表示为:(p↔q)∧p→q

[例 3 - 57]

HIV 血检阳性,当且仅当,艾滋病病毒携带者的诊断成立。
HIV 血检阳性,
所以,艾滋病病毒携带者的诊断成立。

2. 肯定后件式,其公式为:

当且仅当 p,则 q
q
所以,p
用蕴涵式表示为：(p↔q)∧q→p

[例 3-58]
HIV 血检阳性,当且仅当,艾滋病病毒携带者的诊断成立。
艾滋病病毒携带者的诊断成立,
所以,HIV 血检阳性。

3. 否定前件式,其公式为：

当且仅当 p,则 q
非 p
所以,非 q
用蕴涵式表示为：(p↔q)∧¬p→¬q

[例 3-59]
HIV 血检阳性,当且仅当,艾滋病病毒携带者的诊断成立。
HIV 血检阴性,
所以,艾滋病病毒携带者的诊断不成立。

4. 否定后件式,其公式为：

当且仅当 p,则 q
非 q
所以,非 p
用蕴涵式表示为：(p↔q)∧¬p→¬q

[例 3-60]
HIV 血检阳性,当且仅当,艾滋病病毒携带者的诊断成立。
艾滋病病毒携带者的诊断不成立,

所以,HIV 血检阴性。

可见,充分必要条件的医学假言推理的规则是:

(1) 肯定前件就要肯定后件;肯定后件就要肯定前件;
(2) 否定前件就要否定后件;否定后件就要否定前件。

在医学思维过程中,要注意区分充分条件和充要条件的区别。将充分条件误作为充要条件进行推理往往容易导致误诊。

[例 3-61][7]

患儿,沈某,9 岁。因脓血便,伴持续性发热 30 天入院。患儿入院前 2 个月开始大便增多,每日 4—5 次。粪便时干时稀,未见脓血。入院前 30 天出现脓血便并伴有发热,排便次数增加至每日 14—15 次,排便时有腹痛及里急后重之感。发热以夜间为重,退热时伴有出汗。入院前 10 日开始出现咳嗽、呼吸急促。在外院曾肌肉注射青霉素、链霉素,口服土霉素、呋喃唑酮治疗,均无效。患儿祖母有十余年便血史,近半年与患儿有密切接触。无结核病接触史。体格检查:体温 38℃,血压 10.5/6.5 kPa。神智清楚,精神萎靡,重病容。全身水肿,颌下、颈及腋下淋巴结均可触及。呼吸轻度困难,右下肺叩诊为浊音,两肺后方可闻及中等湿啰音。心界向左扩大,无杂音。腹部稍膨胀、紧张,下腹两侧均有压痛,未及包块,肝于右肋下 3 cm,稍硬,轻度压痛,肛诊无异常,直肠镜结果不满意。化验检查:血红蛋白 56 g/L,白细胞 12×10^9/L,血培养无细菌生长,肝功能正常,大便为黄水样,有脓血。红细胞、白细胞布满视野,未发现溶组织阿米巴滋养体及包囊。大便培养无细菌生长。超声波检查发现肝右叶有一直径 2 cm 肿块,无液平。胸片示右肺下叶有炎症。入院诊断为:① 细菌性痢疾;② 肝肿瘤;③ 肺炎。入院后经氨苄西林、红霉素静滴治疗未见好转。入院后一周,患儿突感腹痛,脐周围及右下腹明显压痛,有腹膜刺激征。神志不清、呼吸困难,心率缓慢,经抢救无效而死亡。病理诊断为:① 阿米巴痢疾;② 结肠阿米巴溃疡;③ 阿米巴肝脓肿;④ 阿米巴支气管肺炎;⑤ 阿米巴性阑尾炎,阑尾穿孔。

本例误诊在思维方法上有不少失误之处,这里不一一分析。将充分条件误作为诊断的充要条件进行推理是该例误诊的主要原因。经治医生曾在"菌痢"和"阿米巴痢疾"之间进行鉴别诊断。最后否定了"阿米巴痢疾"的判断,其推理形式是:

如果在大便中找到了阿米巴滋养体和包囊,则可以诊断为阿米巴痢疾,
现在大便中没有找到阿米巴滋养体和包囊且大便不成果酱样,
所以该病不是阿米巴痢疾。

实际上,在大便中查到阿米巴滋养体和包囊只是确定阿米巴痢疾诊断的充分条件而不是充要条件。因此,在诊断时只能运用充分条件假言推理的规则,即"肯定前件就要肯定后件,否定前件不能否定后件"。也就是说,如果在大便中找到了阿米巴滋养体和包囊,则可以诊断为阿米巴痢疾,如果在大便中找不到阿米巴滋养体和包囊,并不能否定阿米巴痢疾的诊断。经治医生在这里错误地将在大便中找到阿米巴滋养体和包囊作为确定阿米巴痢疾诊断的充要条件,按照充分必要条件假言推理的"有前件就有后件,没有前件就没有后件"的规则进行推理,轻易地排除了阿米巴痢疾的诊断而造成了误诊。

在临床诊断思维的过程中,联言推理、选言推理、假言推理及假言选言推理等等往往是综合运用的。上例的诊断思维过程建议可这样进行:先用类比推理提出患者可能患有的疾病,从而构成选言推理的前提,用假言推理的否定式来排除一些可能性,用假言推理的肯定式来得到可能诊断或确定诊断。

六、医学等值命题及其推理

(一) 等值命题
等值命题就是陈述两种事物情况同时存在或同时不存在的命题。

[例3-62]
狂犬病的典型症状是极度恐惧,怕水、怕风、怕声、怕光,当且仅当他具有以上症状,患有狂犬病。

等值命题由联结词"当且仅当"和肢命题构成。

等值命题的逻辑联结词"……当且仅当……"可用等值词"↔"表示。

"当且仅当"前的肢命题称作等值命题的前件;"当且仅当"后的肢命题称作等值命题的后件。

等值命题的形式是:p当且仅当q。也可表示为等值式:p↔q。

等值命题"p↔q"陈述了其前件p和后件q同真或者同假,所以它的逻辑性质是:等值命题真,当且仅当前件p和后件q的真假情况是相同的。用真值表示"p↔q"的逻辑性质如下:

p	q	p↔q
真	真	真
真	假	假
假	真	假
假	假	真

(二) 医学等值推理

医学等值推理就是根据等值词或等值命题的逻辑性质进行的复合命题推理。它主要有两种有效的推理形式。

1. 肯定式

一个前提为等值命题,另一个前提为该等值命题的前件(或后件),从而得出肯定该等值命题后件(或前件)的结论的推理形式。

[例3-63]

某死婴是活着出生的,当且仅当在对婴儿的尸检中发现肺部有空气,

在对该婴儿的尸检中发现了肺部有空气,

所以,该死婴是活着出生的。

从等值命题的真值表可以看出,当p↔q真并且p真时,q一定是真的;当p↔q真并且q真时,p也一定是真的。所以,等值推理的肯定式是有效的。

等值推理肯定式形式可表示为:

p当且仅当q

p(或 q)

所以,q(或 p)

也可以用蕴涵式表示为:

(p↔q)∧p→q

(p↔q)∧q→p

[例 3-64]

某患者血检发现 HIV 阳性,当且仅当该患者有与 HIV 携带者体液交换的经历,

某患者血检发现 HIV 阳性,

所以,该患者有与 HIV 携带者体液交换的经历。

用蕴涵式表示为:(p↔q)∧p→q

2. 否定式

医学等值推理的否定式是一个前提为等值命题,另一个前提为该等值命题的前件(或后件)的否定,从而得出否定该等值命题后件(或前件)的结论的推理形式。

[例 3-65]

某医生触犯了法律,当且仅当他应受到法律制裁,

某医生没有触犯法律,

所以,某医生不应受到法律制裁。

从等值命题的真值表可以看出,当 p↔q 为真,并且 p 为假时,q 一定是假的;当 p↔q 为真,并且 p 为假时,p 也一定是假的。所以,等值推理的否定式是有效的。

医学等值推理的否定形式可表示为:

p 当且仅当 q

¬p(或¬q)

所以,¬q(或¬p)

也可以用蕴涵式表示为：
(p↔q)∧¬p→¬q
(p↔q)∧¬q→¬p

[例 3 - 66]
某甲接触过非典患者，当且仅当他应该隔离观察，
某甲没有接触过非典病人，
所以，某甲不应隔离观察。
上例的蕴含式可表示为(p↔q)∧¬p→¬q

七、医学负命题及其推理

(一) 医学负命题

医学负命题就是陈述某个命题不成立的命题，也就是否定某个命题的命题。

[例 3 - 67]
并非所有的症状都是典型症状。

[例 3 - 68]
所有的诊断都是确诊，这是假的。

[例 3 - 69]
某患者并非既是高血压又是糖尿病。

医学负命题由肢命题和联结词"并非"构成。
医学负命题的逻辑联结词"并非"可以用否定词"¬"来表示，读作"并非"。
在医学实践中，负命题的联结词还可以表达为"没有"、"不"、"这是假的"、"这是错误的"等。
被否定的命题称为肢命题，它可以是简单命题，也可以复合命题。
医学负命题的形式是：并非 p。
也可表示为否定式：¬p。

(二) 医学双重否定推理

医学双重否定推理就是根据否定词或负命题的逻辑性质进行的复合命题推理。它有两种有效的推理形式：

1. 双否销去式

双否销去式是指如果在一个命题的前面有双重否定词，则可将此双重否定词销去的推理形式。

[例 3 - 70]

并非没有医生获得医学和哲学双博士学位，

所以，有的医生是获得医学和哲学双博士学位的。

这种推理的形式可表示为：

非非 p

所以，p

用蕴涵式表示为：$\neg\neg p \rightarrow p$

[例 3 - 71]

并非没有细菌对人类有益，

所以，有的细菌对人类有益。

用蕴涵式表示为：$\neg\neg p \rightarrow p$

2. 双否引入式

双否引入式是指在任何一个命题的前面加上双重否定词的推理形式。

[例 3 - 72]

有的微生物对人类有益，

所以，并非没有微生物对人类有益。

这种推理的形式可表示为：

p

所以，非非 p

用蕴涵式表示为：$p \rightarrow \neg\neg p$

[例 3-73]

肠道正常菌群具有参与消化的功能，

所以，并非没有肠道正常菌群具有参与消化的功能。

用蕴涵式表示为：p→¬¬p

从负命题的真值表可以很明显地看出，双重否定推理的这两种形式都是有效的。

这两种推理形式在日常思维中经常使用，由于它非常简单，其推理的有效性极为明显，因而在传统逻辑中是不讲这种推理的。但这两种推理形式是根据负命题的逻辑性质所进行的基本的推理形式，所以在现代逻辑中，这两种推理形式是不可缺少的。

八、医学复合命题的其他推理

以上讨论了联言命题、选言命题、假言命题、等值命题和负命题等五种基本的复合命题及其推理。现代逻辑学认为，命题间只存在上述五种基本的逻辑关系，并分别用符号"∧"、"∨"、"→"、"↔"、"¬"来表示这五种关系。这五个符号被称作真值联结词。它们是对日常语言联结词在真假关系上的一种抽象，可以用真值表刻画这五个真值联结词的涵义。

所谓基本的复合命题推理就是分别依据这五个真值联结词的涵义进行的推理。应当指出，日常思维中的复合命题，并不都是以这几种基本类型的单纯形式出现的，而往往是以它们的综合形式——多重复合命题出现的。但是无论它们怎样复杂，都可以用五个基本的真值联结词将命题变项相互组合来表达其形式。同时，我们可以运用复合命题推理的基本形式，推导出复合命题推理的其他有效式。

下面介绍的是几种在医学思维中常用的复合命题推理的其他有效式。

（一）医学二难推理

二难推理是由两个假言判断和一个有两个选言肢的选言判断做前提构成的推理。假言选言推理的主要形式，其结论可以是直言判断，也可以是选言判断。因为这种推理有时反映左右为难的困境，故称二难推理。

二难推理有以下 4 种形式：

① 简单构成式。A 或者 B，如果 A 则 C，如果 B 则 C，所以，C。

② 简单破坏式。不 B 或者不 C,如果 A 则 B,如果 A 则 C,所以,并非 A。

③ 复杂构成式。A 或者 B,如果 A 则 C,如果 B 则 D,所以,C 或者 D。

④ 复杂破坏式。不 C 或者不 D,如果 A 则 C,如果 B 则 D,所以,不 A 或者不 B。

这类推理很容易推广到所谓三难推理、四难推理以至多难推理。下面介绍临床思维中可以运用的几种形式。

1. 构成式·复杂构成式

推理的两个假言前提的后件不相同,结论是一个选言命题。这种推理形式被称为二难推理的复杂构成式。

复杂构成式可表示为:
如果 p,那么 r
如果 q,那么 s
或者 p,或者 q
所以,或者 r,或者 s
用蕴涵式表示为:
$(p \to r) \land (q \to s) \land (p \lor q) \to (r \lor s)$

[例 3 - 74]
如果患者的呕吐是反射性的,那么可能患有消化系统疾病;
如果患者的呕吐是中枢性的,那么可能患有神经系统疾病;
患者的呕吐或者是反射性的,或者是中枢性的,
所以,患者或者患有消化系统疾病,或者患有神经系统疾病。

2. 破坏式·简单破坏式

假言选言推理的简单破坏式是以选言前提的两个选言肢分别否定两个假言前提的后件,从而得出否定这两个假言前提前件的结论的推理形式。

这种推理的形式可表示为:

如果 p,那么 r
如果 p,那么 s

非 r 或者非 s

所以,非 p

用蕴涵式表示为:

$(p \to r) \land (p \to s) \land (\neg r \lor \neg s) \to \neg p$

[例 3-75]

如果患者的腹水是肝腹水,那么患者患有肝硬化;

如果患者的腹水是肝腹水,那么患者的肝硬化已经进入失代偿期;

经查,患者没有肝硬化或者失代偿期肝硬化,

所以,或者的腹水不是肝腹水。

3. 破坏式·复杂破坏式

如果这种推理的两个假言前提的前件不相同,则其结论就是一个选言命题。这种推理形式被称为二难推理的复杂破坏式。

复杂破坏式可表示为:

如果 p,那么 r

如果 q,那么 s

非 r 或者非 s

所以,非 p 或者非 q

用蕴涵式表示为:

$(p \to r) \land (q \to s) \land (\neg r \lor \neg s) \to (\neg p \lor \neg q)$

[例 3-76]

如果某医生工作态度认真负责,那么就能收集到较多的材料;

如果医生业务熟练,那么就能充分利用这些材料;

某医生或者没有收集较多的材料,或者没有充分利用这些材料,

所以,某医生或者是工作态度不够认真负责,或者是业务不熟练。

(二) 医学假言联言推理

假言联言推理是依据假言命题和联言命题的逻辑性质进行的复合命题推理。在医学思维中通常是由两个假言命题和一个联言命题作为前提,

推出一个联言命题结论,有两种主要的推理形式。

1. 肯定式

医学假言联言推理肯定式是联言前提肯定两个假言前提的前件,从而在结论中肯定两个假言前提的后件的推理形式。

这种推理的形式为:

如果 p,那么 r
如果 q,那么 s
p 并且 q
所以,r 并且 s
用蕴涵式表示为:
$(p \to r) \land (q \to s) \land (p \land q) \to (r \land s)$

[例 3 - 77]
如果患者末梢血液涂片查出疟原虫,那么,他患有疟疾;
如果患者血检查出 HIV 阳性,那么,他为艾滋病毒携带者;
患者末梢血液涂片查出疟原虫并且患者血检查出 HIV 阳性,
所以,患者患有疟疾并且为艾滋病毒携带者。

2. 否定式

医学假言联言推理的否定式是在联言前提中否定两个假言前提的后件,从而在结论中否定两个假言前提前件的推理形式。

这种推理的形式为:
如果 p,那么 r
如果 q,那么 s
非 r 并且非 s
所以,非 p 并且非 q
用蕴涵式表示为:
$(p \to r) \land (q \to s) \land (\neg r \land \neg s) \to (\neg p \land \neg q)$

[例 3-78]

如果患者感染了"非典",那么他接触过疫源;
如果患者患有"乙肝",那么他"两对半"检查应为阳性;
患者既没有接触过疫源,"两对半"检查也为阴性,
所以,患者既没有患"非典"也没有患"乙肝"。

(三) 医学假言联锁推理

医学假言联锁推理是基于蕴涵词或假言命题的逻辑性质进行的复合命题推理。它的前提和结论均为假言命题。

假言联锁推理的形式为:
如果 p,那么 q
如果 q,那么 r
所以,如果 p,那么 r
用蕴涵式表示为:
$(p \to q) \wedge (q \to r) \to (p \to r)$

排斥选言推理是根据排斥选言命题的选言肢至少一真但不能同真这一逻辑性质所进行的选言推理。它有两种主要的推理形式:

1. 肯定否定式

排斥选言推理肯定式是指在前提中肯定排斥选言命题的一个选言肢,从而在结论中否定排斥选言命题的另一个选言肢的推理形式。

这种推理的形式为:
要么 p,要么 q
p(或 q)
所以,非 q(或非 p)
用蕴涵式表示为:
$(p \vee q) \wedge \neg (p \wedge q) \wedge p \to \neg q$
$(p \vee q) \wedge \neg (p \wedge q) \wedge q \to \neg p$

[例 3 - 79]

这起医患纠纷要么是医院的责任,要么是患方的责任,

这起医患纠纷是医院的责任,

所以,这起医患纠纷不是患方的责任。

2. 否定肯定式

排斥选言推理否定肯定式是指在前提中否定排斥选言命题的一个选言肢,从而在结论中肯定排斥选言命题的另一个选言肢的推理形式。

排斥选言推理的否定式的形式为:

要么 p,要么 q

非 p(或非 q)

所以,q(或 p)

用蕴涵式表示为:

$(p \lor q) \land \neg(p \land q) \land \neg p \rightarrow q$

$(p \lor q) \land \neg(p \land q) \land \neg q \rightarrow p$

[例 3 - 80]

他的这项血检指标要么是阳性的,要么是阴性的,

他的血检指标并非阳性,

所以,他的血检指标是阴性的。

[例 3 - 81]

这位患者的主诉要么包含了主要的临床信息,要么遗漏了主要的临床信息,

这位患者的主诉并非遗漏了主要的临床信息,

所以,这位患者的主诉包含了主要的临床信息。

注释:

[1] 孟祥才等编著:《临床诊断逻辑》,上海:第二军医大学出版社,2004 年,第 138 页

[2] 孟祥才等编著:《临床诊断逻辑》,上海:第二军医大学出版社,2004 年,第

142页
[3] 孟祥才等编著:《临床诊断逻辑》,上海:第二军医大学出版社,2004年,第140页
[4] 孟祥才等编著:《临床诊断逻辑》,上海:第二军医大学出版社,2004年,第139页
[5] 苏越主编:《医疗文体与逻辑思维》,北京:北京师范大学出版社,1990年,第59页
[6] 彭瑞聪主编:《临床思维及例证》,广东科技出版社,1988年,第73页
[7] 肖进主编:《临床认识方法概论》,北京,人民军医出版社,1990年,第34页

我的女儿可能会下金蛋
——医学模态逻辑

麦卡德尔太太领着一位年轻的姑娘到精神病院看门诊。她对医生说:"先生,这位姑娘正好从一年前开始,就老是说'我要生金蛋啦',而且,八哒八哒的挥动手脚,'咯咯'直叫。"

"明白了,尽管她这样,你这做母亲的却整整一年没有带她来诊治吧?"

"是呀,我想她说不定真会下个金蛋呢,所以我整整观察了一年。"

在这则外国幽默中,麦卡德尔太太回答医生的那句话里包含着这样一个判断:

"我的女儿可能会下金蛋。"[1]

像这种包含"必然"或"可能"这类模态词的判断就叫模态命题。模态命题是模态逻辑的组成部分。

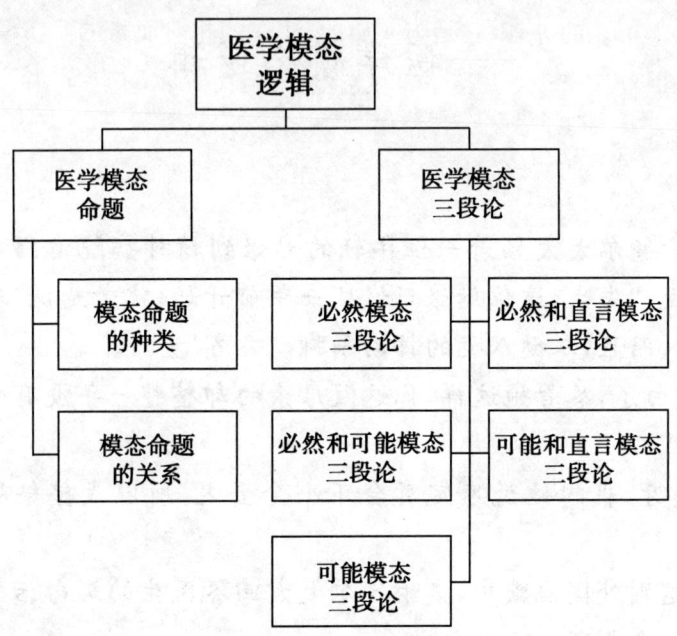

一、医学模态命题

(一) 模态命题的概念

模态逻辑的英文是"modal logic","modal"的基本含义有形式的、方式的、式样的、形态的等等,它是与实质的、实在的相对而言的。在模态逻辑中,模态指的是事物和命题的必然性和可能性等这类性质。模态逻辑是现代逻辑学的重要组成部分,它研究必然、可能及其相关概念的逻辑性质。模态逻辑所研究的命题"必然 A"和"可能 A"与通常命题演算中的命题不同。后者是真值函项,前者不是。因为,当 A 真时,"必然 A"既可以是真也可以是假;当 A 假时,"可能 A"既可以是真也可以是假。在模态逻辑中,"必然"、"可能"、"不可能"等叫做"模态词",包含模态词的命题叫做"模态命题"。模态命题是反映事物情况的必然性或可能性的命题。其特点是其中必然包含"可能"、"必然"等模态词。

模态逻辑在哲学、计算机科学(特别是程序理论)和数理逻辑学的另一分支证明论中均有重要的应用,而且它目前仍是数理逻辑各分支学科中最活跃的领域之一。模态命题演算是现代模态逻辑的基本内容之一。它是应用数理逻辑的方法研究模态命题逻辑的结果。最先开始这方面研究的是 19 世纪末的 H. 麦克考尔。在他的影响下,美国哲学家、逻辑学家 C. I. 刘易斯于 1914 年构造了一个模态命题演算。20 世纪 40 年代末,卡尔纳普开始从语义方面研究模态逻辑。50 年代末~60 年代初,S. 坎格尔、J. 欣梯卡与 S. A. 克里普克等人发展了卡尔纳普的理论,提出了比较完整的模态逻辑的模型理论。60 年代以后模态逻辑有很大发展,出现了许多新的系统,特别出现了许多非标准的模态逻辑系统。如认知逻辑、道义逻辑、时态逻辑等。模态逻辑由于研究和阐明了必然、可能、应当等本体论和认识论概念的逻辑性质,因而具有深刻的哲学意义。

医学思维中包含着大量的复杂因素,存在着"必然"、"可能"以及"不可能"及其相互关系等各种复杂因素。医学模态逻辑是研究医学对象必然、可能及其相关概念的逻辑性质的行为形态,在医学模态逻辑中,包含"必然"、"可能"、"不可能"等模态词命题叫做"医学模态命题"。

[例 4-1]

患者出现大出血,这是必然的。

[例 4-2]
患者甲可能是股骨颈骨折。

[例 4-3]
患者乙不可能是子宫颈癌。

[例 4-4]
他的肿瘤可能是良性的,也可能是恶性的。

[例 4-5]
故意杀人或故意伤害致人毙命必然会受到法律的严惩。

一般来说,在分析模态命题的形式时,将模态词放在命题变项 p、q……的前面。在模态逻辑中,用符号"□"或"L"表示"必然",用符号"◇"或"M"表示"可能"。这里采用"□"表示"必然","◇"表示"可能"。

(二) 医学模态命题的种类和关系

医学模态命题可以是简单命题,也可以是复合命题。上面[例 4-4]、[例 4-5]就是两个复合的模态命题。复合模态命题是以简单的模态命题为基础的,所以这里将主要讨论简单的模态命题及其推理。

根据四种模态命题之间的逻辑关系(真假关系),便可构成一系列简单的模态命题的直接推理。

1. 模态命题矛盾关系的直接推理

根据模态命题矛盾关系的直接推理,其规则是:不同真,知一真可以推另一个假;知一假可推另一真。共有 8 个有效式:

(1) 必然 p,推出并非可能非 p;
□p→¬◇¬p

[例 4-6]
狂犬病患者必然死亡,所以,并非狂犬病可能不死亡(即:狂犬病患者不可能不死亡)。

(2) 并非必然 p,推出可能非 p;

¬□p→◇¬p

[例 4-7]

早期诊断并非必然有价值,所以,早期诊断可能没有价值。

(3) 可能非 p,推出并非必然 p;

◇¬p →¬□p

[例 4-8]

火星上可能没有生物,所以,并非火星上必然有生物(即火星上不必然有生物)。

(4) 并非可能非 p,推出必然 p;

¬◇¬p→□p

[例 4-9]

他并非可能不是高血压,他是高血压。

(5) 必然非 p,推出并非可能 p;

□¬p→¬◇p

[例 4-10]

他所患的必然不是恶性肿瘤,他所患的并非可能是恶性肿瘤。

(6) 并非必然非 p,推出可能 p;

¬□¬p → ◇p

[例 4-11]

陈医生并非必然不会误诊,陈医生可能会误诊。

(7) 可能 p,推出并非必然非 p;

◇p →¬ □¬p

[例 4-12]

他所患疾病可能是肺结核,他所患疾病并非必然不是肺结核。

(8) 并非可能 p,推出必然非 p;

¬◇p→□¬p

[例 4-13]

他并非可能急性心肌梗塞,他必然不是急性心肌梗塞。

2. 模态命题反对关系的直接推理

根据模态命题反对关系的直接推理,其规则是:不可同真,可同假。知一真可推另一假,知一假不能推另一真。可有 2 个有效式:

(1) 必然 p,推出并非必然非 p。

□p→¬□¬p

[例 4-14]

忽视患者的个体差异是必然会出现诊疗失误的,所以,忽视患者的个体差异并非必然不会出现诊疗失误的。

(2) 必然非 p,推出并非必然 p。

□¬p→¬□p

[例 4-15]

手术必然不会绝对安全;所以,手术并非必然绝对安全。

3. 模态命题下反对关系的直接推理的有效式

根据模态命题下反对关系的直接推理,其规则是:不同假,可以同真。知一假可推另一真,知一真不能推另一假。可有 2 个有效式:

(1) 并非可能 p,推出可能非 p。

¬◇p→◇¬p

[例 4-16]

艾滋病不可能经共用餐具传染,所以,艾滋病可能不是经共用餐具传染。

(2) 并非可能非 p,推出可能 p。

¬◇¬p→◇p

[例 4-17]

艾滋病不可能不经血液传染,所以,艾滋病可能会经血液传染。

4. 模态命题差等关系的直接推理

根据模态命题差等关系的直接推理,其规则是:可同真,可同假。知上位真可推下位真,知下位假可推上位假。可有 4 个有效式:

(1) 必然 p,推出可能 p;

□p→◇p

[例 4-18]

该患者必然出现并发症,所以,该患者可能出现并发症。

(2) 并非可能 p,推出并非必然 p;

¬◇p→¬□p

[例 4-19]

患者乙不可能阑尾穿孔,所以,患者乙不必然阑尾穿孔。

(3) 必然非 p,推出可能非 p;

□¬p→◇¬p

[例 4-20]

肝移植必然不会 100%成功,所以,肝移植可能不会 100%成功。

(4) 并非可能非 p,推出并非必然非 p。
¬◇¬p→¬□¬p

[例 4 - 21]
该伤员并非可能不能救活,所以,该伤员并非必然不能救活。

二、医学模态三段论

医学模态三段论是前提中有模态命题的三段论,也可以说是在三段论的基础上引入模态词而构成的演绎推理。医学模态三段论除了要遵守三段论的规则,还要根据前提的模态确定结论的模态。概括起来,模态三段论应遵守以下规则方能保证是有效式:

(1) 必须遵守三段论的一切规则。
(2) 如果两个前提都是必然命题,则结论可以是必然命题。
(3) 如果前提中有一个可能命题,或两个前提都是可能命题,则结论只能是可能命题。
(4) 如果一个前提是必然命题,一个前提是直言命题,一般情况下,结论只能是直言命题或可能命题;但当小前提是肯定命题而大前提是必然命题,或者小前提是必然否定命题时,结论可以是必然命题。

在传统逻辑中,模态三段论比较复杂,这里仅介绍其中的五种:
(一) 必然模态三段论
必然模态三段论是指两个前提都是必然模态命题的三段论。以第一格的 AAA 式为例,其推理形式为:

所有 M 必然是 P
所有 S 必然 M
所以,所有 S 必然是 P

[例 4 - 22]
所有的药物必然是有毒副作用的,

所有的抗生素必然是药物，
所以，所有的抗生素必然是有毒副作用的。

(二) 必然和直言模态三段论

必然和直言结合的模态三段论是指一个前提是必然命题，一个前提是直言命题的模态三段论。这种模态三段论的推理形式有两种：
其一为：

所有 M 必然是 P
所有 S 是 M
所以，所有 S 必然是 P

[例 4-23]
一切疾病必然有其早期症状，
胰腺癌是疾病，
所以，胰腺癌必然有其早期症状。

其二为：

所有 M 是 P
所有 S 必然是 M
所以，所有 S 必然是 P

[例 4-24]
凡重病患者都有心理压力，
某甲必然是重病患者，
所以，某甲有心理压力。

这里我们应注意，[例 4-23]中大前提是必然命题，小前提是直言命题，结论则是必然命题。[例 4-24]中大前提是直言命题，小前提是必然命题，则结论是直言命题。

(三) 必然和可能模态三段论

必然和可能相结合的模态三段论是指一个前提是必然命题，一个前提

是可能命题的模态三段论。以第一格的 AAA 式为例,其推理形式为:

所有 M 必然是 P
所有 S 可能是 M
所以,所有 S 可能是 P

[例 4-25]
凡狂犬病必然有恐水、畏光等症状,
甲患者可能是狂犬病,
所以,甲患者可能有恐水、畏光等症状。

(四) 可能和直言模态三段论

可能和直言结合的模态三段论是指一个前提是可能命题,一个前提是直言命题的模态三段论。其推理形式为:

所有 M 可能是 P
所有 S 是 M
所以,所有 S 可能是 P

[例 4-26]
凡是接触过某甲的人都可能被感染非典型肺炎,
某乙是接触过某甲的人,
所以,某乙可能被感染非典型肺炎。

(五) 可能模态三段论

可能模态三段论是指两个前提都是可能命题的模态三段论。以第一格的 AAA 式为例,其推理形式为:

所有 M 可能是 P
所有 S 可能是 M
所以,所有 S 可能是 P

[例 4‑27]

病人心情紧张可能导致术后恢复不好,

压力太大可能使病人心情紧张,

所以,压力太大可能导致术后恢复不好。

注释:

[1] 谭大容著:《笑话、幽默与逻辑》,北京:北京大学出版社,2008 年,第 166 页

急诊医生断定集体食物中毒的依据
——医学归纳逻辑

2002年9月14日凌晨,在南京市江宁区汤山镇打工的民工田山、吴明盟在路边饮食摊各买了3个烧饼、一碗豆浆,三下五除二地将其打发下肚后,他俩坐在条凳上说了两三分钟话,然后起身,没走出10米远,两人出现恶心、呕吐,继而倒地四肢抽搐,不省人事而被送往所在地医疗单位——解放军83医院急救。值班医生相继接待了几个症状相同的患者,立即询问早餐的来源和品种。得知不同的患者的早餐都来自于同一家早餐店时,医生当即判断是集体食物中毒……

临床医生的思维方法是这样的:如果某一现象出现在几种不同的场合,而这些场合里只有一个条件是相同的,就可以推断这个相同的条件是产生这一现象的原因。

临床医生运用的思维方法是"求同法",属于归纳逻辑。

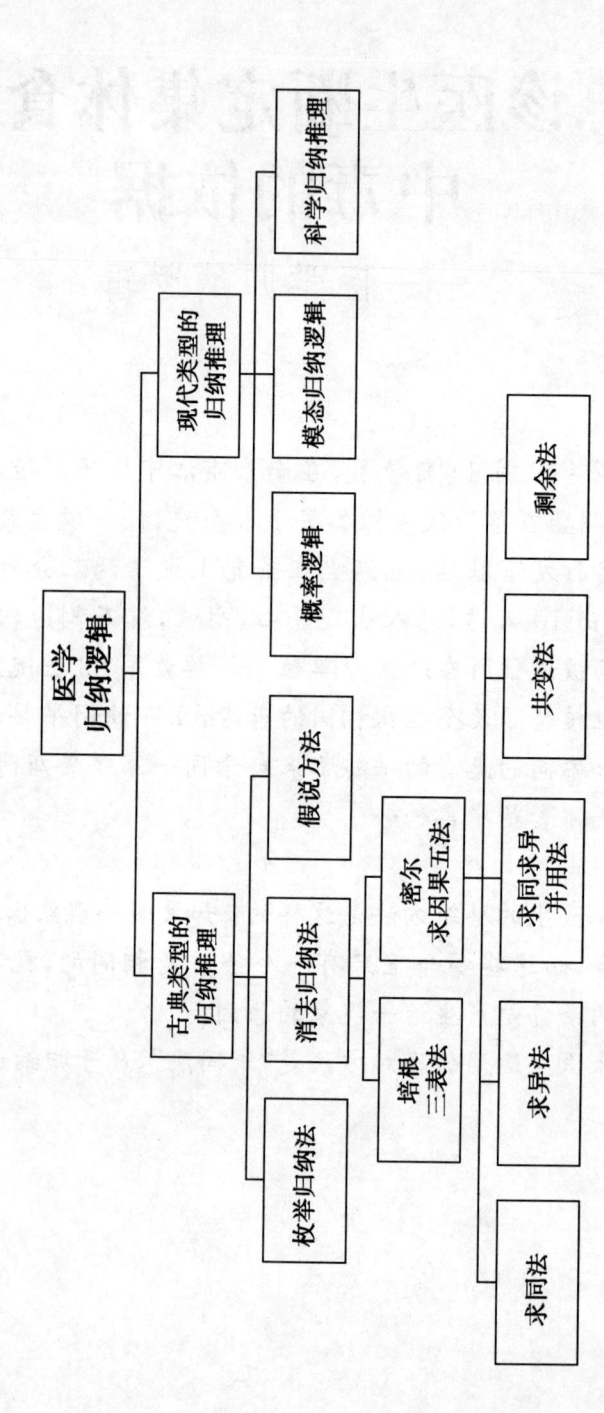

一、医学归纳推理

(一) 什么是医学归纳推理

从方法而言,归纳逻辑是特殊到一般的逻辑推理;从特征而言,归纳逻辑是一种或然性推理或扩展性推理。医学归纳逻辑是指人们以医学经验为依据,寻找其中的共同规律,并将这些规律作为推测同类事物性质的思维方法。

[例 5 - 1]
狗是胎生的,
马是胎生的,
羊是胎生的,
虎是胎生的,
……
所以,哺乳动物都是胎生的。

[例 5 - 1]就是一个归纳推理。当人们考察了许多种哺乳动物后,发现它们都是胎生的,就理所当然得出了"哺乳动物都是胎生的"结论。后来人们发现鸭嘴兽虽是哺乳动物,却不是胎生的。这一发现就推翻了上述结论。从这一例子可以看出,归纳推理的结论是或然的。

既然归纳推理的结论不可靠,那为什么人们还研究这种推理呢?因为人们通过归纳,可以使已有的知识扩大和推广,可以发现新的知识,而且演绎推理是离不开归纳推理的,在演绎推理中,表达一般知识的大前提是靠归纳得来的。当然,归纳推理也离不开演绎推理,归纳推理的结论有待于用演绎推理加以论证,或者要用演绎推理导出可供实践检验的命题,由实践来证实或证伪。在医学思维进程中,归纳推理和演绎推理都有着不可或缺的作用,二者互相联系、互相补充。

(二) 医学归纳推理的特征

同演绎推理相比较,医学归纳推理有自己的特征,它们主要是:

1. 归纳推理的思维过程是从个别到一般。演绎推理的思维过程是从一般到个别,即从一般性的前提出发,推出特殊性的结论;而归纳推理的思维过程则是从一些个别性、特殊性的知识出发,概括出一般性的结论。

2. 归纳推理对前提的要求不同于演绎推理。演绎推理不要求前提必须真实,归纳推理则要求前提必须是真实的。

3. 归纳推理前提和结论之间没有必然联系。演绎推理的前提和结论之间存在着蕴涵关系、必然联系;而归纳推理的前提和结论之间则是诱导关系、或然联系。

4. 归纳推理的结论超出了前提的知识范围。演绎推理的结论是从前提中必然推导出来的,所以结论未超出前提的范围;而归纳推理不是从前提中必然推导出来的,所以结论有可能超出前提的范围。通过归纳,人们能大大地拓展知识的范围。

二、医学归纳推理的分类

(一)完全归纳推理

完合归纳推理是根据某类的每一个对象具有(或不具有)某种属性,推出一个关于某类的一般性知识的结论。从前提和结论之间的联系程度看,完全归纳推理是必然性推理,因此也可以看做是演绎推理的一种。但由于它是从个别知识的前提推出一般知识的结论,所以,一般还是把它放在归纳推理中来考察。

完全归纳推理的逻辑形式是:
S_1 是(或不是)P
S_2 是(或不是)P
S_3 是(或不是)P
……
S_n 是(或不是)P
S_1、S_2、S_3……S_n 是 S 类的全部对象
所以,所有的 S 都是(或都不是)P

完全归纳推理在前提中考察的是某类的全部对象,结论的知识范围没有超出前提的知识范围,因此,前提与结论的联系是必然的。

(二)不完全归纳推理

完全归纳推理只有在研究对象确定而且数目有限时才可以采用,因而它的适用范围就受到了限制。当人们所要认识的事物包含的对象数量极大,或者数量无限时,就很难或根本无法使用完全归纳推理,这就需要运用

不完全归纳推理。不完全归纳推理是根据某类事物的部分对象具有(或不具有)某种属性,从而得出一般性的结论。

不完全归纳推理的逻辑形式的是:
S_1 是(或不是)P
S_2 是(或不是)P
S_3 是(或不是)P
……
Sn 是(或不是)P
S_1、S_2、S_3……Sn 是 S 类的部分对象
所以,所有的 S 都是(或不是)P

不完全归纳推理的前提真并不能保证结论必然真。因为人们所观察到的事物是有限的,而且单凭观察所得的结论是不能证明事物的必然性的。事实上,人们用不完全归纳推理得到的许多结论,如"哺乳动物都是胎生的"、"所有的天鹅都是白的"、"凡鱼都是用鳃呼吸的"等等,后来都因为遇到相反的事例,被证明是错误的。

数学家华罗庚对不完全归纳推理的或然性作过通俗而形象的说明:"从一个袋子里摸出来的第一个是红玻璃球,第二个是红玻璃球,甚至第三个、第四个、第五个都是红玻璃球的时候,我们立刻会出现一种猜想:'是不是这个袋子里的东西全部都是红玻璃球?'但是,当我们有一次摸出一个白玻璃球的时候,这个猜想失败了。这时我们会出现另一种猜想:'是不是袋子里的东西都是玻璃球?'但是,当我们有一次摸出来的是一个木球的时候,这个猜想又失败了。那时,我们又会出现第三个猜想:'是不是袋子里的东西都是球?'这个猜想对不对,还必须加以检验,要把袋子里的东西全部摸出来,才能见分晓。"

要提高不完全归纳推理结论的可靠性,应当注意的问题是:

第一,被考察的事物对象数量要尽可能多,范围要尽可能大。考察的对象愈多,考察的范围涉及各种各样的环境条件,漏掉相反情况的可能性就越小,结论的可靠程度也就越高。反之,如果考察的对象很少,范围不

大,漏掉相反情况的可能性就越大,结论的可靠性就越低,就难免会犯"轻率概括"或"以偏概全"的逻辑错误。

第二,注意考察有无反面事例。进行不完全归纳推理时,只要出现一个反例,就不能得出结论。如果在一些可能出现相反情况的场合,注意了反例并且真的没有发现反例,那么就说明结论的可靠性程度较高。

第三,如果能够确定被考察的对象与某属性存在因果联系,则结论的可靠性程度就高。

三、古典类型的归纳逻辑

归纳逻辑的古典类型主要包括枚举归纳法、消去归纳法和假说方法。

(一) 枚举归纳法

从枚举一类事物中的若干分子具有某种性质得出这类事物的所有分子都具有该性质的逻辑方法,就叫枚举归纳法。它的模式是:

S_1 是 P

S_2 是 P

……

S_n 是 P

($S_1, S_2, \cdots S_n$ 不是 S 类中的全部分子)

所有 S 是 P

[例 5-2]

有一位奥地利医生,看见儿子睡觉时眼珠在转动,他推测儿子睡眠中眼球转动可能是在做梦。为了证实这一推论,他又观察了睡眠中妻子和其他人。果然发现睡梦和眼球转动的联系。这位奥地利医生使用的方法是简单枚举法。

由某类事物中已观察到的对象都有某种属性而推出该类事物有此属性的方法,是枚举归纳法。其公式是:

$$S_1 \text{ 是 } P$$
$$S_2 \text{ 是 } P$$
$$\vdots$$

所以,所有的 S 都是 P

枚举归纳法有三种形式[1]：

(1) 以某种事物中已被考察的部分对象具有或不具有某种属性，并且从未发现相反的情况为依据，推出该类事物中所有的对象都具有或不具有这一属性的推理。其特点是从部分分子的情况推出它们所属类的情况，是从空间上对事物进行的静态归纳。

(2) 以某一个体对象存在的部分时间和场合中具有或不具有这种属性，并且没有发现相反的情况为依据，推出该对象存在的全部时间和场合中都具有或不具有这一属性的推理。其特点是对同一个对象从时间上进行的动态归纳。

(3) 以事物某一方面具有或不具有某种属性，并且未发现相反的情况为依据，推出该事物全体都具有或不具有这一属性的推理。其特点是从事物的局部的情况，推出其整体的情况。

以上三种形式的枚举归纳法，推理的依据都是不充分的。因为没有发现反例不等于实际上没有反例，更不等于以后永远不会出现反例；某对象在此时此地有某种属性，也不等于在彼时彼地也有这种属性；某一事物在某一方面有某种属性，也不等于在其他方面也有这种属性。这种情况就决定了枚举归纳法的结论具有或然性，即结论不是从已有前提必然推出来的，因而结论有可能真也有可能假。一旦遇到一个反例，结论就会被推翻。枚举的数量越少，就越容易犯"以偏概全"或"轻率概括"的错误。

为了提高枚举归纳法结论的可靠程度，应依循两条规则：

(1) 广泛收集大量的能够支持结论的事实，事实材料越多，结论可靠程度就越高。

(2) 注意收集反面事例，至少在应用这种推理时，不能有与结论相矛盾的事实。

(二) 消去归纳法

1. 培根的"三表法"

培根的"三表法"由三大步骤组成：

第一步，收集材料。这是全部工作的基础。

培根将他的归纳法区别于简单枚举归纳法，认为后者"是很幼稚的；它的结论是不稳固的，只要碰到一个与之相矛盾的例证便会发生危险；它一般地只根据少数的、并且只是根据那些手边的事实来作决定"。

第二步,运用"三表法"来整理材料。培根提出的三种例证表是:

(1)"具有表",把具有所要考察的某种性质的一些例证列在一起。

(2)"接近中的缺乏表",在这里列举出与上表中的例证情形近似可是却没有出现所要考察的某种性质的一些例证。

(3)"程度表"或称"比较表",在这里列举出按不同程度出现的所要考察的某些性质的一些例证。

第三步,进行真正的归纳。培根所谓真正的归纳又分为三个小步骤:

(1)排除法,即排除和拒绝这样一些性质:这些性质是在有给定的性质存在的例证中不存在的;或在给定性质不存在的例证中存在的;或者在这些例证中给定性质减少而它却增加,或给定性质增加而它却减少的。在进行这种排除的过程中已经为真正的归纳打下了基础。

(2)根据三表所列示的事例,做一次正面地解释自然的尝试,就是通过排除之后得出正面的结论。

(3)纠正解释偏差的几种帮助。培根列举了九种帮助,如"具有优先权的例证","归纳法的改正","按题目的性质改变研究方法"等等。这九种"帮助"旨在较正以上程序中的失误,以求得尽可能准确的结论。

2. 密尔求因果五法

19世纪英国哲学家J. S. 密尔提出了归纳方法的5条规则:

(1)如果所研究的对象的两个或两个以上的事例只有一个情况是共同的,那么这个唯一的使所有事例有一致之处的情况,就是给定现象的原因或结果。

(2)如果所研究的现象出现于其中的一个事例和它不出现于其中的事例只有一个情况并非共同,而这个情况只出现于前者中,此外的每个情况是共同的,那么这个唯一的使两个事例有差异的情况,就是该现象的结果或原因,或原因的一个必要部分。

(3)如果现象出现于其中的两个或两个以上的事例只有一个情况是共同的,而现象不出现于其中的两个或两个以上的事例除没有那个情况外并无任何共同之处,那么这个唯一的使两组事例有差异的情况,就是该现象的结果或原因,或原因的一个必要部分。

(4)从任何现象减去那种由于以前的归纳而得知为某些先行条件的结果的部分,于是,现象的剩余部分就是其余先行条件的结果。

（5）凡是每当另一现象以某种特殊方式发生变化时，以任一方式发生变化的现象，就是另一现象的一个原因或一个结果，或者是由于某种因果事实而与之有联系。

这5条规则所概括的方法依次被称为求同法、求异法、求同求异并用法、剩余法及共变法。

探究因果联系是医学思维的重要特征，密尔求因果五法在医学思维过程中有着广泛的运用。

A. 求同法

[例5-3]
2002年9月14日凌晨，在南京市江宁区汤山镇打工的民工田山、吴明盟在路边饮食摊各买了3个烧饼、一碗豆浆，三下五除二地将其打发下肚后，他俩坐在条凳上说了两三分钟话，然后起身，没走出10米远，两人出现恶心、呕吐，继而倒地四肢抽搐，不省人事而被送往所在地医疗单位——解放军83医院急救。值班医生相继接待了几个症状相同的患者，立即询问早餐的来源和品种。得知不同的患者的早餐都来自于同一家早餐店时，医生当即判断是集体食物中毒……

如果某一现象出现在几种不同的场合，而这些场合里只有一个条件是相同的，就可以推断这个相同的条件是产生这一现象的原因。求同法的临床应用及公式：

所研究的疾病在不同条件下都具有某种相同的因素，那么，这种因素就可能是病因。

例	情况	结果
1	ABCD	e
2	ABC	e
3	ABEF	e
4	ADF	e

结论：因素A有可能是结果e的原因

误用求同法有两种情况：一种是将某种假象特别是多次出现的假象误认为是某些现象的原因；另一种是对多因一果的现象只注意到其中一种原因而贸然得出结论说是唯一原因。

B. 求异法

[例 5-4]

100多年前,一艘远洋帆船在旅途中遇到了风暴,船上的水果和蔬菜早已吃完了,水手们患上了严重的坏血病,但是,5名中国船员却安然无恙。随船医生经过细致观察,发现中国船员和外国船员只有一项活动有差异,就是中国船员的饮料是茶,而外国船员的饮料是咖啡。随船医生推断,茶中可能含有防治坏血病的成分。

如果某种现象在第一个场合出现,在第二个场合不出现,在这两个场合只有某一个条件不同,那么,这个条件就是这种现象的原因。求异法的临床应用及公式:如果两组人群的发病率有明显差异,而两组人群在某种因素上也有差别,那么,这种因素就有可能是病因。

例	情况	结果
1	ABC	e
2	BC	—

结论:因素 A 有可能是结果 e 的原因

在临床医生认识疾病的思维过程中,无论是病因的推断、病机的揣测、病变程度、范围、部位等的诊断,诊断假说的提出等,都离不开求异法的运用。求异法的结论比求同法的结论可靠。因为求同法只考察被研究对象出现的场合,而求异法却把被研究对象出现的场合和不出现的场合结合起来考察。有某种情况就有某种现象,没有某种情况就没有某种现象,这一点恰好反映了客观事物因果联系的特征。因此,结论相对可靠。但在实际运用中还要注意两点:

第一,要弄清楚两个场合的不同情况是否只有一个。如果还有其他情况未被发现,那么,这个不同情况可能就是被研究对象的真正原因。

第二,要弄清楚两个场合唯一不同的情况是被研究对象的部分原因还是整个原因。否则,同样会以偏概全,得出不符合实际或者是不确切结论。

C. 求同求异并用法

[例 5-5]

孙思邈在偏远山区行医发现那里的穷人易患"雀目病",而富人却没有这种现象。孙思邈认为,可能是穷人们和富人们的饮食和营养造成了这种穷人和穷人相同,富人和富人相同,穷人和富人不相同的状况。他推测是穷人少吃荤的缘故。他的处方是:"每日一副鹅肝",收到良好治疗效果。"雀目病"也叫"夜盲症",是因缺乏维生素A而引发的。现在医学揭示了动物肝脏里含有维生素A,用以治疗夜盲症可以获得理想的疗效。

如果在被研究的现象存在的几个场合中,都有一个共同的条件存在,而在被研究的现象不存在的几个场合中,都没有这个共同的条件存在,那么这个条件与被研究的现象之间就有因果联系。

求同求异共用法的临床应用及公式:这种方法一般由两组事例构成,其中一组是由被研究现象出现的场合组成,称为正事例组;另一组是由被研究对象不出现的场合组成,称为反事例组。如果正事例组各场合中只有唯一一种共同情况,而这种情况在反事例组各场合中均不存在,那么,这一种情况就有可能是所研究现象的原因。其公式如下:

例	情况	结果	
1	ABCD	e	
2	AEFG	e	正事例组
3	AHIJ	e	
·			
·			
·			
1	BCD	—	
2	EFG	—	反事例组
3	HIJ	—	

结论:因素A有可能是结果e的原因

应用求同求异并用法要注意以下两点:

第一,考察的正负事例越多,结论的可靠度就越高,这样可以避免偶然性;

第二,负事例中的事例与正事例中的事例越相近,结论的可靠性就越大,可信度越高。

D. 共变法

[例 5-6]

20世纪七八十年代,有报道说国外科学家通过对头发的化学成分的分析,发现头发包含大量的硫和钙。精确的测定表明,心肌梗塞患者头发中的含钙量降低到了最低程度。健康男子头发的含钙量平均为 0.26%,患有心肌梗塞的男子头发的含钙量仅仅只有 0.09%。

据此,科学家们相信,根据头发含钙量的变化,有助于心肌梗塞的诊断。

如果每当某一现象发生一定程度的变化时,另一现象也随之发生一定程度的变化,那么,这两个现象之间有共变的因果联系。

共变法的临床应用及公式:人群中某种疾病的发病率发生变化,与此相关的环境中的某种因素也在发生变化,那么这种因素就有可能是病因。其公式如下:

例	情况	结果
1	$A_1 BC$	e_1
2	$A_2 BC$	e_2
3	$A_3 BC$	e_3

结论:因素 A 有可能是结果 e 的原因

在这里 A_1、A_2、A_3 与 e_1、e_2、e_3 表示因素 A 与结果 e 在量上的变化。因素 A 出现的量不同(A_1、A_2、A_3),引起的结果 e 的严重程度就不同(e_1、e_2 或 e_3)。

与求同法、求异法、求同求异并用法相比较,共变法有其优点。前三种方法都是从现象出现或不出现来判明因果联系的,共变法却是从现象变化的数量上来判明因果联系的,可以得出一个函数关系,使结论的可靠性程度提高。但是,并不是所有共变现象都存在因果联系。

E. 剩余法

剩余法的临床运用称之为"排除法"或"除外诊断法"。排除法不是直接寻找所要肯定的某一疾病的因果联系,而是根据现有诊断资料的存在和缺失,通过否定其他疾病与现有诊断资料之间的因果联系,而间接地肯定某一疾病的存在。临床医生根据病人的临床表现,首先采用"大包围"的方式,提出一组与其表现相似的疾病,接着按照各个疾病的特征,与病人的临床表现逐一进行比较,分析,依次排除其中不具有因果联系的疾病,剩余下的无法排除的疾病即是对该病的初步诊断。

已知被研究的某一复杂现象是由复杂原因引起的,如果把各个可能起

作用的因素——加以排除,剩下的可能因素就是该现象的原因。其一般公式是:

A、B、C、D 是 a、b、c、d 的原因,其中

A 是 a 的原因

B 是 b 的原因

C 是 c 的原因

所以,D 与 d 之间有因果联系

剩余法的临床应用及公式:

现象 a 的可能原因为 A、B、C、D

A 不是 a 的原因

B 不是 a 的原因

C 不是 a 的原因

所以,D(剩余的最后一种)是 a 的原因

[例 5-7][2]

引起血压增高的常见疾病有原发性高血压、肾实质性病变、肾血管病变、内分泌疾患、主动脉缩窄等。当肾实质疾患、肾血管疾患和内分泌疾患、主动脉缩窄引起的高血压逐一排除后,剩余的原发性高血压可能就是该患者高血压的原因,诊断原发性高血压基本明确。

排除法一般作为某些病因尚不明确,本身又缺乏直接特异性疾病的诊断方法;或病情较复杂,临床表现不典型的疑难病、罕见病的诊断。这种诊断方法的优点是思路宽广,分析问题比较全面系统,有利于对临床资料的收集、发现。但由于这种诊断方法的采用需要一定逻辑学基础,所以这种方法在临床上的实际运用也受到了一定限制。

在运用排除法时,要注意以下两点:一是要尽量穷举所有相似的疾病,必须依据疾病连续划分的形式,逐级排除,对于间接得到肯定的疾病组,再进行二次划分,依次排除,逐步缩小疾病范围,从而得到比较正确的诊断。二是要严格遵循逻辑推理的基本规则,在排除某一疾病时,作为否定某疾病的资料依据应是某疾病的必要条件的缺失,如果缺失的是充分条件,则不一定;在肯定某一种疾病时,一定要找到它的充分条件,只找到它的必要条件则不一定。

密尔五法在医学思维过程中可以综合地、交叉地运用。霍乱病因及传播途径的证实过程就是密尔五法在病因研究中一次成功的应用的结果。

[例5-8][3]

19世纪初,霍乱开始它在世界上的第一次猖獗流行。1831年,英国也出现了霍乱的流行。由于此病的高度传染性和极高的病死率,引起了人们极大的恐慌。

当时,细菌尚没有被发现,关于霍乱的病因,"瘴气"学说盛行。很多人相信霍乱的流行是由"瘴气"所引起的。英国当时的一位著名统计学家威廉·法尔(William Farr)广泛搜集伦敦及其附近发生的霍乱情况资料,指出霍乱的流行与地势的高低有密切的关系,地势高的地方霍乱发生少,地势低的地方霍乱多。他甚至用数学方程式证明霍乱和地势的相关现象。他因此而推论霍乱与瘴气有关,认为地势高,瘴气少,所以霍乱少;地势低,瘴气多,所以霍乱就多。

约翰·斯诺(John Snow)当时是一位业余流行病学工作者,对霍乱病因很感兴趣,决心解开这一奥秘。

1854年秋,英国伦敦圣全司教区发生霍乱流行。过去三次流行中(1832年、1848—1849年和1853年),该区亦同样有霍乱发生,但疫情比其他教区轻得多。但1854年的流行则恰恰相反,该教区的流行强度比其他教区大得多。即使在圣全司教区内部,霍乱的分布也是极不均匀的。斯诺注意到这些现象,决心深入地进行调查。

(一)斯诺详细调查分析了圣全司教区内各种可能引起霍乱流行的因素,例如地势、土壤、街道、房屋、人口、粪池、尘土、水井……,排除了其他可能原因,发现饮水的供给与疫情的发生有密切关系。这里,斯诺应用了剩余法。

(二)更进一步调查,斯诺发现该次流行过程中,该区89例死亡病例几乎全部发生在宽街(Broad Street)(伦敦圣全司教区的一条街)水井(供水站)附近。只有10例住在其他水井附近。而这10例"例外死亡"病例中,有5例其家属说他们经常在宽街供水站挑水饮用,因为他们喜欢那儿的水;有3例死亡儿童,其中有2例上学时饮过该供水站的水,另一例据其父母说"也许饮过"。只有两例没有确实饮过该供水站的水的记载。关于极少数

"例外"死者,虽无饮该供水站的水的确切证据,但他们可能也喝过,只是其亲属朋友未注意到。例如,附近的公共场所是用这供水站的水做饮料的;附近的咖啡店及饭馆也这样做。从这些事实,斯诺注意到:几乎所有病例都有一个共同的经历,即饮用了宽街供水站的水。他据此推论:1854 年秋圣全司教区霍乱爆发流行可能是宽街水井的水引起的。这里,斯诺应用了求同法。

(三)在调查中,斯诺还注意搜集相反方面的证据。该次流行的最严重地区,有一个救济性工厂,厂里有徒工 534 名,其中仅 5 例患霍乱死亡。若按该教区的一般死亡率计算,该厂最低限度也应有 50 名死亡。经调查发现,该厂自备一口水井供全厂使用,不使用宽街水站的水。另外,宽街有一家酿酒厂,自备一口水井,厂里从不使用宽街水站的水。这次爆发流行中,全厂 70 名工人无一人得病死亡。相反,宽街 38 号制弹厂屋前有两水管引宽街井水供人饮用,结果在这次流行中,全厂约 200 名徒工中有 18 名死于霍乱。斯诺看到:把宽街水站的水作饮用水的工厂霍乱死亡率高;而不把该站水作为饮用水的工厂,霍乱死亡率就低。这更揭示宽街水井的水与这次爆发流行的密切关系。在这里,斯诺应用了求同求异共用法。

(四)斯诺又分析了从 1849 至 1853 年间霍乱死亡病例与自来水的关系。Lambeth 公司和 Southwark and Vauxhall 公司是伦敦市较大的两家自来水公司。这两家公司都没有过滤机设备,而且均从泰晤士河下游采水,水源污染较严重,水质较差。斯诺发现,由这两家公司供水的地区,1849 年霍乱死亡率显然较高。在 1848—1853 年间,伦敦各区情况基本没有什么改变,不过 Lambeth 公司自来水却有了显著改进:第一,采水点移到了泰晤士河的上游;第二,添置了水源过滤装置。然而 Southwark and Vauxhall 公司则基本没有什么改变。深入分析 1853 年的疫情,斯诺发现两家公司供水区霍乱死亡率有显著差别,表现为 Lambeth 公司供水区的死亡率明显低于 Southwark and Vauxhall 公司的供水区。由此可以看出改善水源对霍乱流行的影响。

另外,当斯诺怀疑宽街水井是引起圣全司教区霍乱爆发的原因以后,亲自与地方当局交涉,说服地方当局封闭了宽街水井。几天之内,圣全司教区的霍乱疫情便平息了。这些事实告诉斯诺:饮水及其质量的改变,霍乱发病率也随之改变。这又一次强烈提示饮水的污染是霍乱的病因。这里,斯诺应用了共变法。

（五）在伦敦，有一个地区居民用水是 Lambeth 公司和 Southwark and Vauxhall 公司共同供水的。公司创办初期，这两个公司相互竞争，争取用户，因而两公司的用户往往掺杂交错，无法划定明确的界限。在同一街道上，有的用户用此公司的水，另一些用户又使用彼公司的水。因此，总的说来，在这一地区，两公司的供水区各方面总的情况基本一致。但在1854年的流行中，此"混合区"内，Lambeth 公司供水区霍乱死亡率明显低于 Southwark and Vauxhall 公司供水区。如前所述，在流行之前，Lambeth 公司改善了水源，而 Southwark and Vauxhall 公司的水源则依然如故。这又是一个说明饮水污染是霍乱病因的例证。这里，斯诺应用了求异法。

除此之外，斯诺还搜集了许多个别典型例子，他看到，所有这些例子均说明他的推论是正确的。

后来，斯诺对宽街水井及其附近的40号住宅进行了调查。该住宅内曾住过4例霍乱病患者。住宅内的厕所连污水池，下通阴沟。阴沟的顶部与底部用石块、两侧用砖砌成。粘合石块用的砂浆已腐损，呈格筛状。粪便污水早已经阴沟渗漏，阴沟与井壁之间的土已变成暗褐色。水井壁用砖砌成，以砂浆粘连砖头。斯诺描述道：

"污水池及阴沟的砖壁均已蚀损，给我的印象是渗漏无疑早已存在，粪便污水已渗入井水中。"

综合上述大量证据，斯诺得出结论：

"霍乱患者的粪便内含有能致病的'病毒'，霍乱在人群中的传播主要是靠被'病者'粪便污染的水源。"三十年后，Koch 果然发现了这种"病毒"，它就是今天大家熟知的霍乱弧菌。

尽管当时许多著名学者仍坚持瘴气学说，不肯承认斯诺的这一结论，但随着时间的推移，事实一次又一次证实了斯诺的结论，他的理论也逐渐为人们所接受。十几年后，英国开始实施饮水消毒措施，霍乱在英国的流行也逐渐被消灭。斯诺在霍乱病因及传播途径方面作出的伟大贡献也同他的名字一起载入了人类与疾病作斗争的史册。

今天，谁都知道霍乱的病因是霍乱弧菌，霍乱经粪-口途径传播。在霍乱的预防与治疗方面，人类也取得了可观的成就。但是，在19世纪中叶，传染病的病原微生物学说尚未建立，瘴气学说盛行，斯诺能够力排众议，经过严密的科学调查，提出了霍乱病因的"饮用水污染学说"，确实难能可贵。我们体会到，他的成功，不仅在于他的严肃认真的科学态度和力排先人之见的勇气,同他严密、娴熟的逻辑思维方法也是分不开的。

枚举归纳法和密尔求因果五法都属于不完全归纳法。不完全归纳的方法是通过个性来认识共性的。但是,不完全归纳方法又无法穷尽所有的对象,所以结论并不总是必然的。而且归纳法依据的是感性材料,感性材料只能反映事物的表面特征,因此,不完全归纳法不能充分证明事物的必然规律。同时,事物的本质和规律总是和无限多的现象相联系的,特别是医学领域情况复杂,难免不带有或然性。因此,这种思维方法必须与其他逻辑思维方法结合起来,才能成为真正科学的思维方法。不完全归纳方法对临床思维可能产生的不良影响主要是可能使拟诊或诊断带有或然性。由于疾病本身是一个不断变化的动态过程,是有时向性的。医生接触到病人时,疾病已经发展了一个阶段。医生所能搜集到的该病资料只能是通过亲自检查以了解现状,询问病史以了解前状。由于病人及其家属的知识背景不同,由主诉获得的资料总是有限的,而且往往带有主观成分。现时检查往往只能得到现时的情况,要由此了解未来的情况有较大的难度。况且,就是现时的情况,由于治疗和抢救的需要,各种检查不可避免地要受到时空上的很大限制,往往不可能等到应作的检查都做完再去作诊断结论并处理。有时在进行现时检查时疾病尚处于发生前期,代表其特征的资料尚未出现。这些都使医生初诊时获得的资料带有较大的局限性。根据这样残缺不全的资料进行归纳,所得到的诊断结论带有或然性就是显而易见的了。

3. 诊断假说方法

(1) 诊断假说及其特征

所谓假说,也称为假设,是人们根据已掌握的事实材料和科学原理,对所研究的未知事物或现象做出一种推测性解释、假定性说明的逻辑方法。可以写成蕴涵式:"A→B"。

假说提出后,接着检验根据假说可能得出的结论。如果检验的结果是:B假,根据否定式推理,就要否定这个假说。如果检验的结果是B真,就暂时接受这个假说。接受或排除一个假说的过程是很复杂的,往往不能一次完成。有时,一个假说可以解释一些现象,但不能解释另一些现象,在这样的情况下,就不能简单地肯定或否定这个假说。一般说来,在两个或两个以上的假说中,能解释的现象数量较大或最大的假说与不能解释的现象数量之差较大或最大的假说,是可以暂时接受的,它们具有较高程度的可靠性。应用假说方法的过程是一个不断地提出、检验、修改、排除或确定假说的过程,在这个过程中,需要应用归纳,也需要应用演绎。

假说作为一种探索性的思维方法,在医学思维活动特别是临床诊断思维活动中有着重要的意义和价值。临床诊断的确诊过程的一个必要环节就是首先要提出诊断假说。诊断假说也称之为"拟诊"。

[例 5-9][4]

患者甲经初步检查,临床特征有:(1)年轻,自幼有心脏病史,以后出现活动后心慌、气喘。入院前数天突然症状加重,无紫绀;(2)胸骨左缘2—3肋间听到响亮的连续性机器声样杂音,在第2肋间触及震颤,周围血管体征明显;(3)胸部X线检查示肺部充血,左、右心室增大,肺动脉段轻度突出。心电图检查示电轴右偏,提示右心室肥大;(4)主动脉窦瘤破裂至右心室。

以上提及的四种疾病,都是在初步临床调查的基础上提出的假说性诊断。

诊断假说应具有以下特征:

第一,诊断假说的提出必须要有依据。一是要以医学理论知识为依据,二是要以问诊和体格检查等获得的临床发现为依据。"流行性出血热"患者,100%会出现发热症状。对一个不发热的患者提出"流行性出血热"的拟诊意见,一般缺乏依据。

第二,诊断假说要能解释疾病表现。提出假说的目的即在于对需要解释的事实事现象予以解释。如果诊断假说能够对疾病表现予以充分的解释,形成确诊的概率就高;而如果诊断假说无法解释疾病症状表现,这个诊断假说就需要修改,甚至被否定。

[例 5-10][5]

患者女性34岁,急诊室医师发现,患者在抽筋昏迷时"心跳停止"。在滴注异丙基肾上腺素后恢复窦性节律。心电图发现Q-T间期延长。因此,以Q-T间期延长综合症并发阿-斯氏综合症收入病房。根据以上特点,病房医师同意急诊医师假说,继续滴注异丙基肾上腺素,但在治疗过程中仍频繁发作抽筋昏迷。由于发作多在半夜,未观察到发作时的心跳情况,要验证这一假说,必须做进一步调查研究。于是,该医师半夜坐在患者身边,观察示波器动向,终于发现抽筋时心跳正常,心电图正常。这一情况显然与阿-斯氏综合症的规律不符。因此,彻底否定原来的拟诊假说,改变诊断为癫痫,给予苯妥英钠与鲁米那,此后不再发作抽筋,并很快出院。

第三,诊断假说具有推测性,并最终具有可检验性。诊断假说要能用事实加以检验,这是决定诊断假说这一拟诊意见成为确诊的必然要求。

[例 5 - 11][6]

患者女性 22 岁,春季来诊。据述发热 3 天后皮下出现散在的出血点,伴剧烈头痛、呕吐。体检发现颈项有抵抗感。克氏征和布氏征(+)。经分析后提出流行性脑脊髓膜炎假说,即进行腰穿发现脑脊液浑浊,涂片中白细胞 7500/ul,中性粒细胞 90%,并找到革兰氏阴性双球菌。验证的结果证实了流脑的假说,此假说就成为确诊意见。

(2) 诊断假说的检验

诊断假说的验证往往在拟诊意见初步提出的同时就开始了,只不过诊断假说形成之后的检验始具有决定的意义。诊断假说的检验可分为两个步骤:一是从诊断假说引出有关的结论,二是验证这些结论。在第一步,演绎推理的作用比较突出,一般是应用充分条件假言推理。用"h"表示假说,用"e"表示从"h"引出的结论,那么这个步骤可以用下列形式表示:

如果 h,那么 e

往往从 h 引出的结论不只一个而是多个:

如果 h,那么 e_1

如果 h,那么 e_2

如果 h,那么 e_3

……

如果 h,那么 e_n

在第二步,如果由诊断假说引出的结论与事实相符合,那么这个诊断假说便在一定程度上被证实。但是诊断假说的证实并不是一个简单的过程。尽管由诊断假说引出的结论 e_1、e_2、e_3、$\cdots e_n$ 都被证实了,由于这里所采用的是假言推理的非有效式(由肯定后件到肯定前件),结论"h 真"仍然具有或然性。一种假说只有驳倒在同一问题上与之相对立的其他观点,并且能够清楚解释已知的事实还能预测未来将要发生的情况,它才基本完成了向科学理论转化的历程。就是成为真理之后,它也具有相对性;而只要证明 e_1、e_2、e_3、$\cdots e_n$ 中有一个是假的,假说 h 就必然是假的。因为这里采用的是假言推理的有效式(由否定后件到否定前件),所得的结论"h 假"具有必然性。在这种情况下,诊断假说就不能成立。

四、现代类型归纳逻辑

19 世纪中叶以后,归纳方法的研究和概率统计相结合,得到了迅速的发展。现代归纳逻辑在理论方面的发展趋势,就是用数理逻辑的工具对归纳推理进行系统的、形式化的研究,构造出各种归纳逻辑的公理系统。概率逻辑和模态归纳逻辑就是其中的两种。

(一) 概率逻辑

1. 卡尔纳普:归纳逻辑就是概率逻辑

概率逻辑与数学中的概率统计不同,后者的发展是由于数学和实验科学的需要;而概率逻辑是由于数理逻辑的发展和研究归纳逻辑的需要。概率逻辑从 20 世纪 20 年代开始形成不同的系统,在其发展过程中,美国哲学家 R. 卡尔纳普作出了重要贡献。卡尔纳普把归纳推理主要分为 5 种:

① 直接推理。这是从总体到样本的推理。所谓总体是指所考察的一类事物,样本则是从总体中随机抽出的若干个体组成的子类。直接推理的前提是总体中某一性质 M 出现的频率,结论是某个样本中 M 出现的同样频率。

② 预测的推理。这是从一个样本到另一个不同样本的推理。

③ 类比推理。即根据两个个体之间的相似性从一个个体到另一个个体的推理。

④ 逆推理。这是从一个样本到总体的推理。

⑤ 普遍的推理。这是从样本到具有普遍形式的假设的推理。

卡尔纳普认为,归纳逻辑是关于归纳推理的理论,是以概率的概念为基础的,归纳逻辑就是概率逻辑。概率是一组命题即某些给定的证据和另一个命题即假设之间的关系,也就是证据对假设的确证度,卡尔纳普称之为概率1,以便与相对频率即概率2相区别。设证据为 e,假设为 h,确证度 $q=c(h,e)$,c 称为确证函数或 c 函数。卡尔纳普利用数理逻辑和语义学的方法,构造了一个以研究确证度为对象的概率逻辑系统,并对他所提出的5种归纳推理作了概率的处理。

概率归纳推理。在科学认识活动中,人们常常遇到这种情况:对 S 类的部分对象的考察表明,既有个别 S 是 P,也有个别的 S 不是 P,在这种情况下,人们就不能归纳出一个全称判断,而只能表示"百分之几的 S 是 P",这就是概率归纳推理。

2. 概率逻辑在医学思维中的运用

(1) 需要正确处理的几个关系

临床诊断过程中,不同病征常以不同频率见于某疾病,如跨栏步态出现于腓总神经麻痹,多发性神经炎的频率较大而出现于其他疾病的概率较小;典型的波状热多见于布氏杆菌病而少见于其他疾病。疾病的不同病理时期出现某些病征的概率也常常是较为恒定的,如骨髓炎急性期常以骨质破坏为主,而慢性期又常以骨质增生硬化为特征。

诊断过程中运用概率推理,应正确处理以下几方面的关系:

病征与疾病之间的概率关系:病征见于某病的概率不同,它对疾病的诊断价值也不同。一般情况下,某病征与某病的概率关系,对病人总体而言,总具有一定的统计规律,如必要征见于某病的概率为100%,或接近100%。这种病征的概率特征告诉我们,要确立某病诊断,此征是必要的。再如否定征,见于某病的概率为零,即此征绝不会见于某病,故一旦此征出现,便可一票否决某病的可能。可能征见于某病的概率在1%~99%之间,其中既有概率很大的高度可能征,又有概率极小的低度可能征。如果我们对某病征见于某疾病的关系认识不深,把握不准,或作机械概括,就难免出现误诊。

总体小概率和个体事实之间的关系:不难理解,在整个人群中,某病征见于某病的概率越大,诊查中检出率就越高;某病征见于某病的概率越小,诊查中检出率就越低。对于随机的任意病人而言,即使整个人群中某病征见于某病的概率为1%,但必定有一定数量的个体成为1%,而且对于这些个体而言就是100%的事实。同时,总体小概率与检出总数的大小也是不同的概念。在受检人数较大的情况下,即使总体小概率,检出的人数必然较大。有的学者将这一关系称为"小概率事件大数量必然原理"。所以临床医师应时刻提醒自己,某病征对于某疾病的处理即便把握较大,也要从相反的方向寻找其否定的因素,增加诊断的可靠性,切不可忽视1%甚至更少的例外情况。

大概率病征和思维定式之间的关系:临床医师在长期的临床实践活动中,一定程度地掌握了某征见于某病概率大小的规律,就会在大脑中形成一条"某种病征——某种疾病"的直线连接模式。诊断中一旦发现某病征,大脑下意识地启动这种潜在思路,自动地把某病征与某病连接在一起,从而得出某一结论。在这种情况下,临床医师就容易落入思维定式的泥潭,"蹄声即斑马",势必误、漏诊。

地区、环境因素和概率分布差异的关系:某征见于某病的概率在随机的人群中有一定的统计规律,但在不同地区、不同生活环境的病人中,这种概率大相径庭。如肺内球病灶,在西北牧区肺包虫囊肿有一定的统计概率,而在沿海内陆地区则绝少考虑此病;对于一个心脏扩大,如无长期高原定居史,不考虑高原心脏病的可能;同是髋关节缺血坏死征象,在潜水员则考虑减压病,长期服用激素者考虑为医源性缺血坏死。这是环境差异造成的。

应用概率归纳推理应注意以下两点:第一,观察次数越多,考察越广,其概率就越接近事件的概率,其结论可靠性就越大。第二,概率并非是绝对的,对概率的估计也要具体问题具体分析,随着客观情形的变化而变化。

症征与疾患的概率关系,是从临床病例的统计研究中客观地得到的。自然,根据这些概率(频率)数字,运用一定的数学公式(通常都是专门计算可能性大小的数字分支"概率论"和"数理统计学"中的公式),便可以准确地计算出可能的诊断来。近年来,用以帮助诊断的数学模型已有很多种,这里仅举两种作为例子,以见一斑。

(2) 贝叶斯公式诊断模型[7]

贝叶斯(T. Bayes)是18世纪的英国数学家。以他的名字命名的公式(贝叶斯公式),是概率论中常用的一个公式,又称"逆概率公式"、"假设概率公式"。这个公式的要旨在于,当某现象已发生时,如何计算出导致某现象发生的一些可能原因中,哪一种原因的可能性最大。

1959年,莱德里(R. S. Ledley)和拉斯特德(L. B. Lusted)在《医学诊断的推理基础》(美国《科学》杂志第130卷第3366期)一文中,提出可用贝叶斯公式来诊断,得出患者出现了某些症征、最可能患的是什么疾患的诊断结论。这一想法很快就在电子计算机上成功地实现了,从而开辟了电子计算机帮助诊断的新时代。例如,《元医学》这一国际杂志的创刊号(1980年)便刊载了一篇题为《贝叶斯诊断学:文献目录》的长文,介绍了这方面的文献362篇。虽然人们对于用贝叶斯公式来计算诊断,有种种批评和改进意见,但作为开端创始的代表,仍有必要简要介绍之。下面是应用于医学诊断的一种简化的贝叶斯公式:

当一个就医者已有症征 S^k 时,他患疾患 D_i 的"条件概率"[用符号 $P(1)$ 表示]

$$P(D^i \mid S^k) = \frac{P(D_i)P(S^k \mid D_i)}{\sum_{j=1}^{n} P(D_j)P(S^k \mid D_j)}$$

式中

　　$P(D_i)$——是疾患 D_i 发生的一般概率,即某疾患在一定的地区、一定的民族、一定的季节……的发病率

　　$P(S^k \mid D_i)$——是当罹患疾患 Di 时,症征 S^k 出现的"条件概率"

　　$P(D_j)$——有关的各种疾患各自的发病率,在这里一共应考虑 n 种疾患,$j=1,2,3,4,\cdots n$

　　$P(S^k \mid D_j)$——是当罹患疾患 D_j 时,症征 S^k 出现的"条件概率"

当 $P(D_i \mid S^k)$ 的值为最大时,就表明存在症征 S^k 时,最可能患的疾患是 D_i。

用贝叶斯公式,由症征计算疾患的诊断,要进行大量非人力所能完成的计算,所以一定要用电子计算机。若要不用电子计算机,只需极简单的笔算或心算便可得出诊断结论,就要用其他的数学模型来描写诊断过程。

(3) 最大似然法诊断模型[8]

"最大似然性(likelihood)方法",是著名英国数理统计学家费希尔(Sir R. A. Fisher,1890—1962)提出的。60年代初,有日本学者根据最大似然法,设计出一种"计量诊断法",不需要用任何计算器具便可很简捷地计算出诊断来。原理和方法如下:

设患者的阳性或阴性症征有:$S_1,S_2,S_3,\cdots S_k$,

根据医学知识,在具有这些症征时,应考虑的疾患有 $D_1,D_2,D_3,\cdots D_n$,那末,患者所患的疾患为 D_i 的可能性大小 $L(D_i)$ 可由下列公式求得:

$$L(D_i) = P(S_1|D_i) \times P(S_2|D_i) \times P(S_3|D_i) \times \cdots \times P(S_k|D_i)$$
$$i=1,2,3,\cdots,n$$

由此分别计算出 $L(D_1), L(D_2), L(D_3), \cdots L(D_n)$，哪一个数值最大，得该疾患的可能性就最大，可取为临床诊断。

式中 $P(S_k|D_i)$ 是已知患疾患 D_i 时，症征 S_k 出现的"条件概率"[如前所述，$P(|)$是概率论中表示"条件概率"的符号]。换句话说，$P(S_k|D_i)$ 就是根据临床病例统计分析得出来的，患某疾患 D_i 时，某一症征 S_k 出现的百分率。用"单纯性肠梗阻患者80%有肠鸣音亢进"来说，这里 D_i 就是"单纯性肠梗阻"，S_k 就是"肠鸣音亢进"，$P(S_k|D_i) = 80\% = 0.80$。

由于在鉴别诊断中，只需知道 $L(D_i)$ 的相对大小，并不需要求出它的绝对值，因此可以大大简化。日本学者采取了几种方法来使运算简化，一是"取对数"，把乘法化为加法，第二是"将每项 $\log P(S_k|D_i)$ 加1，乘10，再四舍五入"，就使一切 $P(S_k|D_i)$ 值，即频度 0% 到 100% 都化成了从 -10 到 +10 的"代表值"，计算诊断时只需要进行 0,1,2…10 的代数和运算。

为了便于理解，这里计算某种疾患时某症征出现的频度为 100%、0% 的代表值：

$$100\% = 1 \quad \log 1 = 0 \quad \log 1 + 1 \times 10 = 101\% = 0.01 \quad \log 0.01 = 2.0000$$
$$\log 0.01 + 1 \times 10 = (-2+1) \times 10 = -10$$

（二）模态归纳逻辑

在概率逻辑发展之后，20世纪中叶以来，有的学者如美国的 P.J.科恩用模态逻辑作为处理归纳推理的工具。科恩指出，卡尔纳普的概率逻辑面临不少困难，对归纳推理不宜作概率处理。他所提出的归纳逻辑的研究对象是证据 e 对假设 h 的支持度，用 S(h,e) 表示，S 称为支持函数。在他看来，支持度可列为不同的等级，不同等级的支持度，就是证据给予假设不同等级的必然性，一个被证明了的理论就是由较低级的必然性达到较高级的必然性。不同等级的支持度是广义模态逻辑的研究对象。科恩证明了一个广义模态逻辑系统满足他的支持函数的全部要求。

现代归纳逻辑正处在深入研究的新阶段，它与现代形式逻辑即数理逻辑的一些分支，以及与信息论、模糊数学和人工智能等学科密切结合、相互渗透，并以这些学科为工具，不断地开拓新的领域。

（三）科学归纳推理

在情况许可的条件下，可以采用科学归纳推理的方法克服不完全归纳法的局限性。

科学归纳推理是根据某类事物部分对象的情况,并分析了制约这些情况的原因,从而推断出一般性结论的不完全归纳推理。

科学归纳推理的公式表示如下:

S_1 是 P

S_2 是 P

……

S_n 是 P

(S_1、S_2…S_n 是 S 类的部分对象,S 与 P 有因果关系)

所以,所有的 S 都是 P

[例 5-12]

动物实验和流行病学的调查表明:食用霉变的玉米有致癌作用;食用霉变的花生有致癌作用;食用霉变的大豆有致癌作用;食用霉变的芝麻有致癌作用。

科学研究进一步表明:霉变的玉米、花生、大豆、芝麻中均含有黄曲霉素,而黄曲霉素是致癌物质。

所以,凡食用霉变的东西都会致癌。

在上例中,不仅考察了霉变食物中部分对象能致癌,而且还分析了该部分对象与致癌这一属性的必然联系,其结论就是由这一必然联系推导获得的,所以这是一个科学归纳推理。它与简单枚举推理的区别在于:

第一,推出结论的依据不同。科学归纳推理得出的结论,是以分析事物之间的必然联系为根据的;简单枚举推理则以事物的同一情况的不断重复并没有遇到相反情况为根据。

第二,推出结论的性质不同。科学归纳推理得出结论是可靠的,而简单枚举推理得出的结论是或然的。

第三,对前提数量的要求不同。对科学归纳推理来说,前提的数量对结论的可靠程度不起重要作用,关键是对事物做科学的分析,找出因果联系;而简单枚举推理则前提越多,结论越可靠。

注释：

[1] 游程：《巧妙的逻辑思维》，廊坊：新世界出版社，2009年，第84页

[2] 参见孟祥才等编著：《临床诊断逻辑》，上海：第二军医大学出版社，2004年，第125页

[3] 朱保平：霍乱病因及传播途径的求索，《医学与哲学》，1987年第5期，第31页

[4] 转引自苏越主编：《医疗文体与逻辑思维》，北京：北京师范大学出版社，1990年，第6页

[5] 彭瑞聪主编：《临床思维即例证》，广州：广东科技出版社，1988年，第189页

[6] 彭瑞聪主编：《临床思维即例证》，广州：广东科技出版社，1988年，第189页

[7] 阮芳赋：诊断推理的逻辑形式（三），《医学与哲学》1984年第7期，第52—53页

[8] 阮芳赋：诊断推理的逻辑形式（三），《医学与哲学》1984年第7期，第52—53页

卡介苗发现中的逻辑方法
——医学类比逻辑

20世纪初,法国有两位细菌学家——卡默德和介兰,他们共同试制成功了预防结核菌的人工疫苗,又称"卡介苗"。

那是秋天的一个下午,卡默德和介兰走在巴黎近郊的马波泰农场做实验,试图把结核杆菌接种到两只公羊身上后再接种到人身上。但人体不仅没有产生预想的免疫作用,还感染了结核病菌,却又不知何因。两位细菌学家从一位农场主哪里知道,刚引进的玉米生命力很强,株高穗大,但几十代传下来,植株变矮,穗变小,品质退化了。卡默德和介兰从玉米的退化马上联想到:如果把毒性强烈的结核杆菌一代代培养下去,它的毒性是否也会退化呢?用已退化了毒性的结核杆菌再注射到人体中,不就可以既不伤害人体,也能使人体产生免疫力了吗?两位科学家足足花了13年的时间,终于成功培育了第230代被驯服的结核杆菌作为人工疫苗!

卡默德和介兰所用的方法是肯定类比推理的逻辑方法。

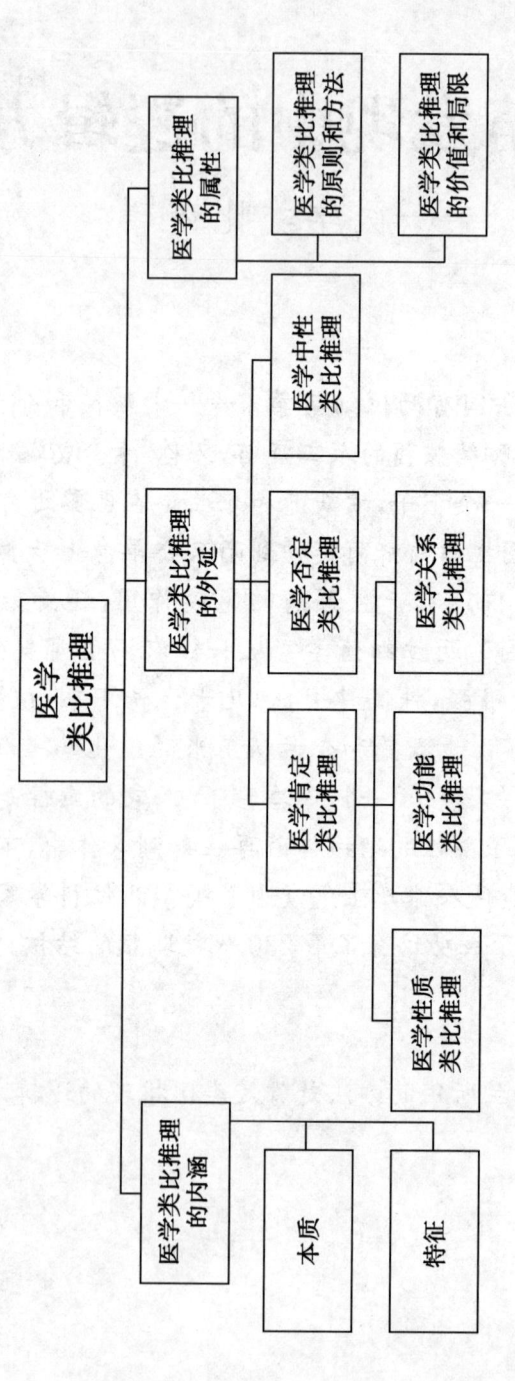

一、医学类比推理的内涵

(一) 基于事物之间的相似性

类比推理是不同于演绎,也不同于归纳的一种独立的推理形式,它由两个(两类)对象之间在某些方面的相似或相同,推演出他们在其他方面也相似或相同;或由其中一类对象的某些已知特征,推出另一类对象也具有这些特征。

类比推理的一般公式是:

A 对象具有属性 a,b,c,d
B 对象具有属性 a,b,c
所以,B 对象也具有属性 d

[例 6 - 1][1]

19世纪中叶,奥地利首都维也纳有一位叫奥恩布鲁格的医生。有一次,他给一位病人看病,没有检查出什么严重的疾病,但病人很快就死亡了。尸体解剖发现死者胸腔积满脓液。奥恩布鲁格想,以后再遇到这样的病人怎样诊断?他突然想起他的父亲在经营酒店的时候,常用手指关节敲酒桶,听到卜卜的叩击声,就能估量出木桶中还有多少酒。他思考:人们的胸腔不就很像酒桶吗?他通过反复探索胸部疾病和叩击声之间变化的关系,终于写出了《用叩诊人体胸部发现胸腔内部疾病的新方法》的医学论文,发明了"叩诊"这一医疗方法。

[例 6 - 1]中,奥恩布鲁格就是运用类比的方法,把"酒桶和装酒量"与"人的胸腔和胸腔积水"作类比:同是封闭物体,内藏液体,叩击的时候能发出声音等等。

归纳推理是由个别到普遍的推理,演绎推理是由普遍到个别的推理,类比推理则或由个别到个别,或由普遍到普遍的推理。由于类比推理得出的结论是或然的,这一点与归纳推理相同,同时类比推理是提出假说的常用方法,和其他的归纳方法有极密切的联系,所以也有人把类比推理列为归纳推理的一种。类比推理的思维方向是从一类或一个特殊对象向另一类或一个特殊对象的过渡,其实质在于寻找两类或两个事物的相同或相似,因此,类比推理具有以下一般特征:

以相似性为认识特点。类比推理的客观基础是不同事物之间的同一性和相似性。面对一个新的认识对象的时候,认识主体提取已经存在于知识结构中的有关对象相似性的认识作为对比蓝本与新的认识对象进行类比推理。

以灵活性为方法特点。类比推理是一种跨对象、跨领域的思维方法,是一个由特殊到特殊、由此物到彼物、由此类及彼类的认识方法。类比推理相对于演绎推理和归纳推理而言,受前提制约程度较小。类比对象的选择、类推属性的选择都具有很大的灵活性。

以或然性为结论特点。类比推理是把某个或某类对象所具有的属性推广到与之相似的另一个或一类对象上去,因此,其结论的范围超出了前提的范围,所以,类比推理的前提并不蕴含结论,从前提的真实,不能必然推出结论的真实。类比推理的或然性,还在于相类比的两对象之间既有相似性,又有差异性。如果比较的正好是其差异的方面,结论就是或然的了。

(二) 医学类比推理的特征

医学类比推理的特征是将个别(就医者个体的症征)与普遍(医学中对于某种疾患一般特点的描述)相类比,这与个别比个别、普遍比普遍是有所不同的。医学类比推理的临床应用公式为:

$$\text{就医者 } P \text{ 具有症征 } S_1, S_2, S_3, \cdots\cdots S_i$$
$$\text{疾患 } D_1 \text{ 有临床症征 } S_1, S_2, S_3, \cdots\cdots S_k$$
$$\text{就医者 } P \text{ 可能有疾患 } D_1$$

医学类比推理是临床诊断重要的推理方式,一般可称之为类比诊断法。类比诊断法是指医生将患者的症状、体征作为一个现实的模型,同医师所熟悉的理论病征模型进行对照,或者是同医师过去临床实践中积累的对某种疾病特征的认识而构成的经验模型进行类比,从而提出拟诊的一种方法。

在临床实践中,随着对病史的询问、查体和部分实验室检查,医生总是结合自己所掌握的医学理论知识和临床经验,反复思考病人的症状表现与哪些疾病的症状相似或者相同,与哪些疾病的症状不相似或者不相同。这个过程就是医学类比推理的过程。

[例 6-2][2]

患者杨某，男，28岁，工人。头痛、心悸、胸闷已3月余，近1周来加剧，伴有下肢浮肿、气促、呼吸困难，不能平卧，咳嗽，3个多月来上述症状常常是阵发性发作。体检：血压240/140 mmHg，脉搏136/分，体温37.5℃。急性病容，出汗，面色苍白，表情焦虑，颈静脉怒张，心界向左侧扩大，两肺可闻湿啰音，肝肋下2 cm轻压痛，无移动浊音。余无特殊。实验室检查：尿常规，蛋白微量，红细胞少许，颗粒管型(一)。白细胞7 000/μl，中性粒细胞67%，单核细胞3%，非蛋白氮30 mg/dl，血清尿素氮20 mg/dl，肌酐1.5 mg/dl。

医生一开始听取了患者关于头痛、心悸、胸闷、下肢浮肿、气促、咳嗽、呼吸困难等主诉后，依据已有的知识经验，对患者的疾病有了一个大致的印象：患者可能是循环系统或者是呼吸系统的疾病。进一步询问病史和进行体检等，获得了更多的临床资料，如血压明显增高、心界扩大、颈静脉怒张、端坐呼吸等。随着对患者临床表现的深入了解，逐渐形成了患者的现实病征模型，并在与经验模型和理论病征模型的类比中形成拟诊：高血压性心脏病。但高血压是原发性还是继发性？这时并不能确定。根据经验，必须明确患者是否有引起继发性高血压的因素存在。考虑该患者年纪比较轻，临床特征性表现与医生以往曾经诊断过的嗜铬细胞瘤很相似。于是，进一步拟诊为嗜铬细胞瘤引起的继发性高血压病。根据这一拟诊，再通过相关实验室检查，加以验证，最后可证实这一诊断是否正确。

在这个运用类比诊断法进行诊断的过程中，医生往往需要不断进行横向、纵向、纵横交错以及在动态中的类比。[例6-2]中，医生将三个模型进行大致的横向类比，得出初步印象：可能是循环和呼吸系统的疾病。再在系统的层次上进一步作横向比较，得出循环系统高血压心脏病的初步诊断。考虑到高血压有原发性和继发性之分，还要在这个具体的范围内进行纵向类比，认为继发性的可能性较大。而继发性又有多种原因，如肾性、甲状腺机能亢进、醛固酮增多、嗜铬细胞瘤等等。这就必须将动态观察中获得的资料反复进行具体的类比。考虑到患者年龄比较轻，呈阵发性发作史，这是其他继发性高血压少有的，故最后的诊断意见为：嗜铬性细胞瘤。

应该注意的是，在临床实践中如果仅仅作从个别病例到个别病例的类比，即将就医者P_1的表现与过去诊治过的就医者P_2的表现加以类比并由此得出诊断,或然性比较大。临床上的类比,应该是一种"抽象的类比",即把个体就医者的具体表现,同医学中对某种疾患的抽象描述即该疾患的一般临床图像相类比,至少是和相当的样本进行类比。因为关于某疾患的抽象描述应是归纳了该疾患的本质属性,这样才能降低或然性,接近疾病的本质。

二、医学类比推理的外延[3]

如果按照类比对象属性的有无,类比推理可以分为肯定类比推理、否定类比推理和中性类比推理;如果按照类比对象属性的特征,可以分为性质类比推理、功能类比推理与关系类比推理。

(一) 医学肯定类比推理

医学肯定类比,亦可称医学同性类比推理,是根据两个(或两类)患者若干临床特点是相同的或相似的,又已知其中某个患者具有某种临床特点,进而推测了一个患者也有某种临床特点的思维方法。可用公式表示为:

$$A 患者有特性 a,b,c,d,e,A 患者诊断为 f$$
$$B 患者有特性 a,b,c,d,e$$
$$所以,B 患者的诊断也可能是 c$$

在运用肯定类比推理的时候,应当注意类比对象之间的相同属性与类推属性的关联程度如何。关联程度越强,则推理结论可靠性越强。如果两类比对象之间存在本质差异,即使存在着一定数量的相似点,其类推结论的可靠性是值得怀疑的。这时,可考虑运用否定类比推理方法。

医学肯定类比推理有三个亚类型:医学性质类比推理、医学功能类比推理和医学关系类比推理。

1. 医学性质类比推理

医学性质类比是指作为类比参照系与类比推理的对象在性质上相类似而作出的肯定类比推理。这里类比参照系是指已经存在于认识主体知识结构中的医学经验或医学理论。性质类比推理可以用如下公式表示:

类比参照系具有性质 a,b,c,d
类比推理对象具有性质 a,b,c
所以,类比推理对象也具有性质 d

2. 医学功能类比推理

医学功能类比是依据两类不同事物在结构上的类似推出其功能上类似而作出的肯定类比推理。医学功能类比推理在医学发展的过程中曾经发挥过重要的作用。

[例 6-3]

亚历山大里亚时代的生理学家埃拉希斯特塔拉曾经把心脏的结构与水泵的结构作了类比,把心脏瓣膜比做水泵的单向阀门,由此推知,心脏像水泵类似,具有泵血功能。哈维在发现血液循环现象的时候,"心脏—水泵"类比推理发挥了重要的作用。

在现代科学研究中,医学功能类比推理更是常用的类比推理方法。

[例 6-4][4]

我国著名肝胆外科专家吴孟超院士十分善于运用医学类比推理,灵活转移经验,解决技术上的难题。他最初做肝脏手术沿用的是当时世界"经典"的切肝法即低温麻醉切肝法。这种切肝法容易造成多种并发症。一天,吴孟超做完手术后打开龙头洗手,突然,自来水客观的装置使他茅塞顿开。他想,肝动脉和门静脉是肝脏供血的"总闸门",如果在"总闸"上安放一只类似自来水开关的装置,手术时把开关关上,阻断血流,过一段时间手术暂停,把开关打开,让血流在肝脏里充分运行 3—5 分钟后,再把开关关上,继续手术。这样反复多次的进行,就可以在常温下既争取到足够的手术时间,又能防止肝脏因缺血时间过长而坏死。这一方法极大地提高了肝脏手术的成功率,一直沿用至今。

3. 医学关系类比推理

医学关系类比是指作为类比参照系与类比推理的对象在因果关系或协变关系上相类似而作出肯定类比推理。医学关系类比推理可以用公式表示如下：

> 类比参照系存在关系 a,b,c,d
> 类比推理对象存在关系 a,b,c
> 所以，类比推理对象存在关系 d

(二) 医学否定类比推理

医学否定类比推理是根据两个(或两类)患者都不具有某些临床特点，又已知其中某个患者还不具有某种属性(不是某种诊断)，进而推测另一个患者也不具有某诊断的思维方法。用逻辑公式表示，医学否定类比有以下两种形式：

1. A 患者无特点 a,b,c,d,e,A 患者同时无特点 f(诊断不是 f)；
   B 患者无特点 a,b,c,d,e；
   所以，B 患者的诊断可能不是 f。

此种否定类比推理诊断在临床工作中常用于排除诊断，即在一组可能的诊断中，根据患者不具备某些临床的特点而认为某种诊断的可能性不大，如此逐一进行鉴别，最后得出可能性最大的诊断来。

[例 6-5]

根据已知患者 A 无以下特点：a. 胸痛发作；b. 高血压、糖尿病与高血脂症史；c. 心电图 QRS 波群及 ST-T 改变；d. 血清 CK 及 CK-MB 改变。A 患者确定诊断不是冠心病心肌梗死。患者 B 也无 a,b,c,d 特点，推测患者 B 尽管有胸闷症状，其诊断可能也不是冠心病急性梗死。

2. A 患者有特点 a,b,c,d 的同时有特点 e(诊断是 e)；
   B 患者无特点 a,b,c,d；
   所以，B 患者的诊断可能不是 e。

[例 6-6]

活动性肺结核患者常有：a,午后低热、盗汗；b,咳嗽、咳痰甚至咯血；c, X 光胸片显示肺尖部阴影、边缘模糊；d. 结核菌素试验阳性或强阳性；e,抗结核治疗有效。现有某患者不具备 a,b,c,d,e 的特点,所以推测该患者的诊断可能不是活动性肺结核,即可以基本排除活动性肺结核的诊断。

(三) 医学中性类比推理

医学中性类比推理是根据 A、B 两患者都不具有某些临床特点,推测他们的诊断都不是某一种疾病;根据他们都具有某些临床特点,推断他们的诊断都是某种疾病的诊断思维方式。可用以下公式表示:

A 患者有 a,b,c,d,e 属性,无 f,g,h,i,j,k 属性(e,k 为诊断)
B 患者有 a,b,c,d 属性,无 f,g,h,i,j 属性
所以,B 患者的诊断可能是 e,不是 k

医学中性类比推理从正反两种情况考察某一患者可能具有或不具有某种疾病的诊断,实际上是医学肯定类比推理和医学否定类比推理的结合使用。所以,其诊断结论相比单纯运用医学肯定类比推理或医学否定类比推理可靠性相对高一些。

三、医学类比推理的属性

(一) 医学类比的原则和方法

在医学思维过程中运用类比推理的方法时应遵循以下三条原则:

1. 两个类比要素之间的类比依据是共同存在的属性;这些共同属性应当是类比对象所特有的、本质的属性,其特异性、本质性越强,结论的确定性越高。因此,在运用医学类比推理的时候,应努力把握前提与结论之间的必然联系,尽量列举两个或两类患者的各种本质属性进行类比,否则,推理出来的结论就会陷入表面类比和机械类比的泥潭。

[例 6-7][5]

根据患者 A 为:a,男性;b,中年人;c,肥胖;d,突发胸痛;e,胸痛为胸骨中、上段之后压榨性、窒息性疼痛,持续时间达 2 小时以上;f,心电图有典型的急性心肌梗死的图形改变;g,血清肌酸激酶同工酶酶 CK-MB 升高、肌钙蛋白 I 和 K 升高且呈相应的变化,诊断为冠心病急性心肌梗死。患者 B 也有 a,b,c,d 特点,即推出 B 也为冠心病急性心肌梗死,就明显有机械类比

的嫌疑。如能根据其本质属性 e. 胸痛的性质及其伴随症状;尤其是 f. 心电图的动态变化;g. 血清心肌酶谱与同工酶谱的变化等方面的特点也相似或相同,则得出的冠心病急性心肌梗死的诊断的可靠性明显提高。

2. 医学类比结论的可靠性随着相同或相似属性的数量增多而增高;在临床工作中,我们可以从症状、体征、实验室检查、病情发展过程、治疗效果、既往病史等方面增加用来对比的相似属性的数量,以期提高诊断类比推理结论的可靠性。

[例 6-8][6]

从腹痛的起病方式、疼痛的部位、疼痛的性质、疼痛的规律、疼痛的范围、疼痛的程度、疼痛与体位的关系、伴随症状等方面增加对腹痛这一症状的比较属性的数量,从体温、血压、胸部体格检查的结果、腹部柔韧度、腹壁压痛与反跳痛的位置范围、有无移动性浊音、肠鸣音是否有亢进或减弱等增加体征方面比较属性的数量;从血常规检查、腹部 X 线检查、超声波检查、CT 检查、胸部 X 线检查、心电图检查、血清淀粉酶测定等各方面增加辅助检查比较属性的数量。如果病情许可,还可以通过观察患者病情的进一步演变的情况以及对待特异性治疗的反应等进行类比。

通常,所列举供类比的症状、体征、辅助检查的项目等越多,相同或相似的特点越多,则得出的诊断结论的可靠性越大。

3. 若在所比较的两者中,已发现存在着某种不能并存的属性,那么无论这两者有多少相同点,也不能由此得出两者相同的推论。

[例 6-9]

菌痢和阿米巴痢疾的主要症状均为腹痛、腹泻、血性粘液便;致病因子却有两种:一是痢疾杆菌,二是阿米巴原虫。这绝非大同小异,而是大同特异。所以,两者相互区别的本质属性,决定了两者不能由类比而确立同一的诊断和治疗。

(二) 医学类比的价值和局限
1. 医学类比推理的价值

医学类比推理对医学实践中特别是临床诊断过程有着一定的价值。
第一,常用于对可能病因的推断

[例 6-10]
1987年底至1988年3月间,上海市31万人患上甲肝,死亡47人,这一医学史上最大一次甲肝爆发是由于食物不洁造成的。医生从患者的病史当中了解到,85%的病人都吃过毛蚶。同时,一个家庭里有两个以上发病者的数字还不少,发病时间比较集中。上海的毛蚶来自于受到了大量人畜粪便污染的启东海区;同时,曾经运送污物和垃圾的船,未经彻底消毒又运送毛蚶,致使毛蚶受到甲肝病毒的污染,吸附力极强的毛蚶将甲肝病毒聚集在自己的体内。实验表明,带壳毛蚶就是煮上45分钟,也不能完全杀灭甲肝病毒。而上海人生食的习惯更是让病毒轻而易举地进入消化道。再加之当时上海城区的居住环境较为拥挤,使病毒的传播更为快速。

在[例 6-10]中,临床医生可通过大样本患者症状学、病史、生活行为等诸多的相似之处,运用类比推理可作出不同患者所患的疾病甲型肝炎的病因为食用不洁毛蚶所致的结论。
第二,常与其他推理形式联合使用

在医学思维中,医学类比推理经常是与医学选言推理和医学假言推理联合使用的。一般情况下的程序是这样的:先用医学类比推理提出就医者可能具有的各种疾患,从而形成医学选言推理的大前提,再用医学假言推理的否定式排除其中一些可能性;最后用医学假言推理的肯定式确定患者所患的疾病。

[例 6-11][7]
就医者P,男性,成年人,现有下列症征:重病容貌,上腹部疼痛一天,呕吐频繁而剧烈,上腹部肌紧张明显增强,白血球每立方毫米22 200个。
① 根据类比推理,初步考虑患者有可能是胃溃疡穿孔、胆囊炎、急性胃炎、急性阑尾炎、肠梗阻、急性胰腺炎,因为患者的症征都有一部分和这些病相像;
② 因而形成了一个选言推理的大前提:
就医者P的症征可出现于胃溃疡穿孔或胆囊炎或急性胃炎或急性阑

尾炎或肠梗阻或急性胰腺炎。

这个选言推理有6个选言肢,即有6种疾患需要进行鉴别诊断。此时,一方面临床诊断思维在继续,另一方面根据初步提出的可能性,对患者的检查和观察也在继续,例如,为鉴别胃溃疡穿孔、肠梗阻,作X射线检查,为鉴别急性胰腺炎作血清淀粉酶和胰脂酶的测定,等等,同时不断地用假言推理的否定式来除外一些可以排除的疾患,并在根据充分时,用假言推理的肯定式来提出一种(或数种)可能诊断,有时也可得到一种确定诊断,其逻辑进程如下:

③ 假如是胃溃疡穿孔,则常有胃溃疡病史,膈下可见气体,不应有反复的剧烈呕吐。

就医者P没有胃溃疡病史,膈下未见气体,有频繁而剧烈的呕吐,所以,就医者P患的不是胃溃疡穿孔。这就是用于鉴别诊断的假言推理否定式,当然,实际上推理的进程可能是简略的,并不真的要大前提、小前提、结论一一分明地呈现出来,也许只是脑海里想:"没有胃溃疡病史,膈下无气体,呕吐频繁剧烈,不大可能是溃疡病穿孔",这是一种省略式的推理,这里是省略了假言推理的大前提,并且结论也没有用完整的判断形式,其实质在逻辑上仍然是一种假言推理。

④ 假如是胆囊炎,则常可见典型的疼痛放射,常无上腹部的明显抵抗,就医者P疼痛不放射,上腹部有明显抵抗,所以,就医者P患的不是胆囊炎。

⑤ 假如是急性胃炎,则不应有明显的腹肌紧张,就医者P腹肌明显紧张,所以,就医者P患的不是急性胃炎。

⑥ 假如是急性阑尾炎,则常为右下腹限局性疼痛,常有麦氏点压痛,就医者P无右下腹限局性疼痛,无麦氏点压痛,所以,就医者P患的不是急性阑尾炎。

⑦ 假如是肠梗阻,则应能看到水平液面,就医者P经X线检查未见水平液面,所以,就医者P患的不是肠梗阻。

⑧ 假如是急性胰腺炎,则上腹部疼痛,有肌紧张增强,白血球常升高,血清淀粉酶和胰脂酶升高,就医者P患的很可能是胰腺炎。

⑨ 考虑到已经否定了其他5个选言肢,按照选言推理,结论应指向急性胰腺炎;并且,假言推理已正面肯定急性胰腺炎的极大可能性;加之,血清淀粉酶和胰脂酶的明显升高对于急性胰腺炎的诊断有很高的特异性,所

以,本例的结论也可为一实然判断:"就医者P患的是急性胰腺炎",即可得到确定诊断。

当然,至此,诊断思维也并没有完结,还需要从急性胰腺炎的诊断出发继续研究病史。作必要的补充检查,立即按急性胰腺炎治疗,并观察疗效,这些都可进一步验证诊断。验证中的思维形式,常常还是假言推理,例如:假如是胰腺炎,常可发现暴饮暴食或总胆管梗阻或胰导梗阻等原因,就医者P确有暴饮暴食的情况,所以,就医者P患的是急性胰腺炎。

第三,可作为医学发明的方法与手段

医学类比推理的结论虽然具有或然性,但却是科学认识的一种重要方法。医学类比推理把所要研究的对象同已知的对象相比较,把未知的对象与已知的对象相比较,从而由未知到已知,达到医学研究的目的。

[例 6 - 12][8]

在医学史上,李斯特发明外科消毒法是运用类比方法解决医学问题的典型事例。分析这一事例对于研究医学研究中类比方法的应用问题是有意义的。

在英国医生李斯特(Joseph Lister,1827—1912)发明外科消毒法之前,欧洲医学界缺乏消毒防腐的知识,外科手术后的伤口感染率和死亡率都很高。根据1864年时的统计,李斯特所在的爱丁堡医院病人手术后的感染死亡率高达45%,而这在当时还是一个较低的百分比,当时一般外科医生的手术后死亡率竟高达80%。这种状况致使当时的人们把医院看做病人临终的场所。李斯特的发明就是在这样的情况下做出的。李斯特发明的外科消毒法的具体要求是:用石炭酸溶液喷洒手术室,浸泡手术器械,清洗手术者的双手、病人的伤口和周围组织,手术后用经石炭酸溶液浸过的棉花、绷带包扎伤口,外面再包上不透水油布。由于采用了这种消毒方法,爱丁堡医院的术后感染率和死亡率大大下降。经李斯特手术的病人的死亡率降到了15%。这是外科发展史上的一大进步,对外科学的发展具有重大意义。

李斯特的发明从逻辑思维的角度上分析,是受益于类比方法的。首先,李斯特从巴斯德的理论中得到了启发。法国微生物学家巴斯德(1822—1895)在自己的研究中发现生物发酵不是自然发生的,而是由于微生物的作用。在19世纪50年代，巴斯德查明醋和酒精的发酵原因是一些微生物的活动，这些微生物被称为酵母菌。酵母菌在醋和酒的发酵过程中是必需的，而某些有害的微生物也可以使醋和酒腐败变质。通过研究，巴斯德提出了怎样酿好醋和酒，怎样杀灭有害微生物的方法，为法国的制醋和制酒业解决了难题。李斯特正在为病人手术后伤口感染大伤脑筋的时候，得知了巴斯德的理论和方法，这使他冥思苦想的问题一下子豁然开朗。李斯特把醋和酒的腐败变质和病人伤口感染比较，认为巴斯德的理论也可以解释病人伤口的感染问题。根据巴斯德的理论，李斯特认为，细菌不能在伤口中自发出现，而是由外界侵入的。只要防止细菌进入伤口，就可以防止伤口感染化脓。用什么来防止细菌进入病人的伤口呢？经过一番寻找，李斯特最后选中了石炭酸。而选用石炭酸做消毒剂的过程中也运用了类比方法。当时，石炭酸是化工厂提炼煤焦油时弃置的一种副产品。人们发现化工厂附近的污水沟里的水总是清澈的，浮在水面上的草从不腐烂，开始人们感到莫名其妙，污水沟的水怎么会这么清澈呢？后来才知道，这是因为水中含有从化工厂里流出来的石炭酸的缘故。石炭酸可以防腐的作用就这样被发现了。李斯特知道了这一情况后，把石炭酸的防腐作用同外科消毒联系起来，用石炭酸做了外科消毒剂。

由[例6-12]可以看出，李斯特发明的外科消毒法，无论是在基本原理的确立还是消毒剂的选择上，都是他正确运用类比推理的结果。此外，18世纪中叶叩诊法的发明，也得益于类比推理。

2. 医学类比推理的局限

由于医学类比推理是把两个或两类事物进行比较，因而具有直观性、具体性和鲜明性的特点，能够启迪人们的思维，搭起思维由此及彼的桥梁，是医学活动中重要的思维方法之一。

但是，医学类比推理也存在着不容忽视的局限性。突出的表现就是医学类比推理的逻辑依据不充分，结论不是必然的，有的情况下甚至是错误的。导致这种局限性的原因是因为医学类比方法仅仅考虑了认识对象之间的相似性，而没有考虑事物之间的差异性或者说是多样性。

在诊断过程中运用医学类比方法，往往由于只考虑了疾病、症状之间的相似或者相同，没有考虑它们之间的差别，就简单的以其相似或相同点作为依据进行类比推理，就难免把某些本来不相同的疾病诊断为同一种疾病。

[例 6-13][9]

地方性甲状腺肿大与甲状腺机能亢进,这两种疾病有许多相似点与共同点。两者都是甲状腺疾患,临床表现都呈现甲状腺肿大,摄 $I^{131/}$ 率升高等等。但它们之间又有许多相异点,前者一般基础代谢正常,后者则明显增高等等。

在运用医学类比推理的时候,如果只抓住那些相似或相同点,通过把两者进行类比并作出是同一种疾病的结论,就很可能把地方性甲状腺肿大的疾病误诊为甲状腺机能亢进或者做出反向型误诊。

注释:

[1] 彭瑞聪:《临床思维及例证》,广州:广东科技出版社,1988年,第68页
[2] 彭瑞聪:《临床思维及例证》,广州:广东科技出版社,1988年,第68页
[3] 参见张大松编著:《科学思维的艺术》,北京:科学出版社,2008年,第100页
[4] 卢嘉锡等主编:《院士思维(卷二)》,合肥:安徽教育出版社,1998年,第217—218页
[5] 参见孟祥才等编著:《临床诊断逻辑》,上海:第二军医大学出版社,2004年,第71页
[6] 参见孟祥才等编著:《临床诊断逻辑》,上海:第二军医大学出版社,2004年,第70页
[7] 阮芳赋:诊断推理的逻辑形式,《医学与哲学》,1984年第6期,第20页
[8] 张金钟:从李斯特的发明看类比方法在医学研究中的应用,《医学哲学》1984年第8期,第24页—25页
[9] 苏越主编:《医疗文体与逻辑思维》,北京:北京师范大学出版社,1990年,第50页

恶性甲状腺结节的诊断成立吗

——医学论证逻辑

患者,王某,女,36岁,发现颈部包块2个月,近2个月包块无明显变化。无心慌、多汗、消瘦等症状,情绪稳定,睡眠良好,大小便正常。体格检查:神志清楚,眼球无凸出,颈部(右侧)可触及一个约 $1.51 \times 2.0 cm^3$ 包块,质地中等,表面光滑,无压痛,可随吞咽运动上、下移动,颈部未触及肿大淋巴结。结节穿刺细胞学检查未见癌细胞。

根据临床症状、体征和细胞学检查,临床诊断甲状腺结节(右,良性)。而甲状腺恶性结节需要具有以下特点:包块短期内进行性增大;包块表面不光整,常与周围组织粘连;如有转移,颈部可触及肿大淋巴结;包块穿刺细胞学检查发现癌细胞。但是,该患者均未发现上述特征,故假定该患者甲状腺结节为恶性不成立,该甲状腺结节应为良性。

以上运用了医学论证逻辑中的反证法。论证是引用已知为真的命题来确定某一命题的真实性或虚假性的思维过程。前者称为证明,后者称为反驳。论证是各种推理和逻辑方法的综合运用。医学论证是逻辑方法在临床思维中的实际运用。正确进行论证是临床诊断具有科学性和说服力的必要条件。临床诊断从提出假说、检验假说、确立假说到明确诊断,每一步都需要逻辑论证。

医学论证逻辑包括医学证明与医学反驳。

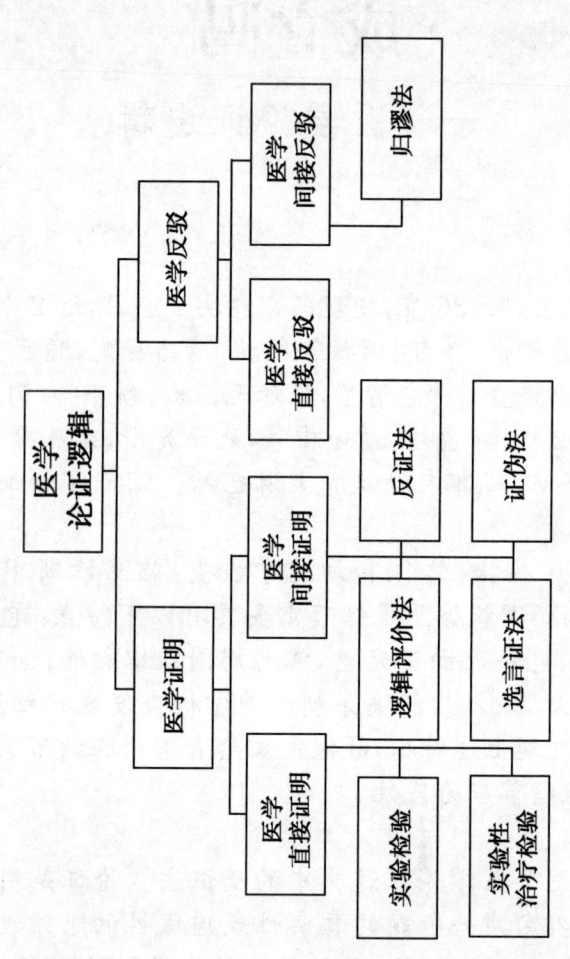

一、医学证明的方法

证明,是引用已知为真的命题来确定某一命题的真实性或虚假性的思维过程,它由论题、论据和证明方式三个部分组成。论题就是证明中要确定其真实性或虚假性的命题。论据就是被用来确定某一论题真实性或虚假性的命题。任何证明都是通过一个或几个推理进行的。论证中运用的各种推理形式的总和,被称为证明方式。

证明和推理关系密切。任何证明都要借助一定的推理来进行,推理是证明的工具,证明是推理的运用。论题相当于推理的结论,论据相对于推理的前提。证明方式相对于推理形式。

根据证明过程是否是从论证的真实性中直接推出论题的真实性,可以把证明分为直接证明和间接证明。直接证明是在论证过程中从真实的论据直接推出论题为真的证明,间接证明是在论证过程中通过确定另一个或另一些命题的虚假,从而确定论题真实性的论证。

医学证明,是从临床证据、临床经验、医学理论出发,经过推理形成对研究对象的确定性意见的逻辑方法。医学证明根据其方法的不同,可以分为直接证明和间接证明。

(一) 医学直接证明

医学直接证明是用论据的真实性直接推出论题的真实性的证明方法。医学直接证明是医学思维中最重要、最常用的一种证明方法,直接证明的特点是:论题直接从论据中推导出来,论据蕴涵论题,论据真则论题必真。在医学临床思维中,医学直接证明的论据主要是从临床检验法中获得。

在现代医学中,临床检验法通常是采用实验检验和试验性治疗检验两种方式进行的。所谓实验检验,是指通过实验手段进行验证。如通过对人体血液、分泌物、脱落细胞的化验,通过对活体组织的病理检查,通过X线、心电图、超声波、纤维内窥镜等有关仪器对人体局部脏器的图像和物理指标进行观察等等。但有些对象如诊断假说通过实验并不能检验,尤其是对于几种可能的假说的鉴别诊断,有时必须通过试验性治疗来完成。如初诊为阻塞性黄疸的患者,在使用激素后黄疸消退,就说明是病毒性肝炎而不是阻塞性黄疸,等等。

在临床工作中,实验检验是一个复杂的过程。常常不能因某项检验指标的验证确立一个诊断,而需要对各种临床资料进行综合分析和评价。许多疾病的诊断依据不能离开病史和体症。

[例7-1][1]

S. T. Bran等1967年发表的一份研究报告指出：4 000例患者中有诊断意义的阳性发现相对数如下：病史和体症83%、实验室检查18%、X线检查13%；再如英国出版的《临床医学大全》中关于心血管系统疾病的诊断依据的相对价值有如下数字：病史40%、体格检查25%、心电图20%、X线10%，病理及其他特殊检查5%。

虽然20世纪60年代以来，实验医学迅速发展，检测手段不断更新，但在评价检验结果时必须结合病史体症作全面考虑的原则并没有、也不会发生改变。

(二) 医学间接证明

间接证明是通过证明其他命题的虚假性，从而确定论题真实性的逻辑证明方法。根据证明时所运用的推理形式不同，证明可以分为演绎证明、归纳证明和类比证明。医学间接证明方法具有医学专业的特殊要求，经常使用的方法有逻辑评价法、反证法、选言证法和证伪法。

1. 逻辑评价法[2]

从逻辑的角度可将拟诊的依据分为必要征、充足征、可能征、否定征四类。

第一，必要征。必要征对于诊断某种疾病来说是无之必不然，有之未必然的症征，又称恒见征。即要诊断该病，此征是不可缺少的，缺其诊断则不能成立；如血压下降对于休克的诊断，血糖增高对于糖尿病的诊断，发热及嗜酸性细胞计数=0对于伤寒的诊断等。但是，要诊断这些疾病，这些症征虽然是必要的，但未必是充分的。因为这些症状还有可能出现于其他疾病。如发热及嗜酸性细胞计数=0也有可能出现于心肌梗塞等疾病；肥达氏反应也是伤寒的必要征，但也有可能出现假阳性。

第二，充分征。充分征对于诊断某种疾病来说是无之未必不然，有之必然的症征。即要诊断该病，有此征就可以"一锤定音"，确定诊断。比较：心包磨擦音是心包炎的充分征，但不是必要征（就是说有心包磨擦音肯定是心包炎，但心包炎不一定都有心包磨擦音）；黄疸是黄疸性肝炎的必要征，但不是充分征（就是说黄疸性肝炎必有黄疸，没有黄疸者必不是黄疸肝炎，但有黄疸并不一定是黄疸性肝炎）。充分征可分为特异性的充分征（有之必然，无之必不然）和非特异的特异性组合的充分征。特异性的充分征亦称充要征，如末梢血液中疟原虫的被查出对于疟疾的诊断、狂犬病毒的检出和恐水等症状的出现对于狂犬病的诊断等等。临床上疾病具有明显的充要征的情况并不多见，这是临床诊断的特点和难点。非特异的特异性组合，是指就每一个症征来说，对该病并非特异征，但当它们同时出现形成的组合，则对诊断具有特异性。如消化道症状、肝大、黄疸、GPT 增高、HBsAg 阳性等征的组合对于乙型肝炎的诊断具有特异性。事实上，很多疾病的诊断标准，就是非特异性的特异性组合，仅靠特异的充分征来确立诊断的情况相对较少。

第三，可能征。可能征是常见于或可见于或偶见于某病的症征，这是临床上最常见的情况，也是临床诊断复杂性和概然性的一个重要来源。事实上，临床医生不得不从很多可能征来作出临床诊断。把可能征误认为充分征是导致误诊的一个重要原因。根据可能性的大小，可能征又分为高度可能征（常见征）、中度可能征（可见征）和低度可能征（偶见征）。

第四，否定征。否定征是决不会出现于某病的症征，若此征出现则可"一票否定"排除该病的可能。如低血糖为糖尿病高渗性昏迷的否定征，血压 80/50 mmHg 是高血压脑病的否定征。因为某一（组）征症可能为多种疾病所共有，因此通过寻找和确定否定征的存在，就可以帮助我们迅速否定某一疾病，而加速其他疾病假说的建立。例如对放射治疗后可疑放射性骨炎的患者，如果发现患者有明显的骨膜增生，那么，即使患者的病史、体征、临床表现等再支持，我们也可以大胆否定"放射性骨炎"这一诊断。因为"明显的骨膜增生"是"放射性骨膜炎"的否定征。再如临床上对骨髓炎和骨肿瘤的鉴别困难的病例，如果在读片中发现大块死骨，那么我们也可以立刻否定骨肿瘤的拟诊。临床上许多征症都是相对存在的。既可以作为充分征、必要征或可能征而出现，也可以以否定征的面目出现，只是它所面对的疾病不同而已。可以这样说，对于甲病的诊断是充分征的一类征症，对于其他疾病可以是否定征。

鉴于以上的分析，拟诊依据的逻辑评价公式可以表述为：

* 充分征 $\wedge$ 必要征 $\wedge$ $\overline{否定征}$ ——确定诊断

* 可能征 $\wedge$ 必要征 $\wedge$ $\overline{否定征}$ ——可能诊断

* 否定征 $\wedge$ $\overline{必要征}$ ——除外诊断

在运用以上逻辑评价公式时有以下四点应予以注意：

首先，显然，在拟诊思维过程中，寻找充分征和否定征具有十分重要的意义，因为前者"一锤定音"用以确定诊断，后者"一票否决"用以排除拟诊。其次，目前医学对"四征"表现尚未彻底认识的疾病，运用上述评价公式有困难。再次，"四征"中的"无之……"、"有之……"是相辅相成的两个方面，不可割裂开来。最后，以上逻辑评价公式中的"四征"，一般是指临床表现较典型的疾病而言。

2. 反证法

反证法就是通过证明与原命题相矛盾的反论题的虚假性来确定原论题真实性的间接证明方法。反证法的证明步骤为：先设定一个与原论题相矛盾的反论题；然后证明反论题为假，通常是用假言推理的否定后件式推出矛盾或者荒谬，从而推翻反论题；最后，根据排中律，确定原命题的真实性。

[例 7-2][3]

患者，王某，女，36岁，发现颈部包块2个月，近2个月包块无明显变化。无心慌、多汗、消瘦等症状，情绪稳定，睡眠良好，大小便正常。体格检查：神志清楚，眼球无凸出，颈部（右侧）可触及一个约 $1.51 \times 2.0 \text{ cm}^3$ 包块，质地中等，表面光滑，无压痛，可随吞咽运动上、下移动，颈部未触及肿大淋巴结。结节穿刺细胞学检查未见癌细胞。

根据临床症状、体征和细胞学检查，临床诊断甲状腺结节（右，良性）。而甲状腺恶性结节需要具有以下特点：包块短期内进行性增大；包块表面不光整，常与周围组织粘连；如有转移，颈部可触及肿大淋巴结；包块穿刺细胞学检查发现癌细胞。但是，该患者均未发现上述特征，故假定该患者甲状腺结节为恶性不成立，该甲状腺结节应为良性。

反证法的证明过程为：

论题：p

反论题：非 p

证明：如果非 p，那么 q

非 q

所以，非非 p

所以，p

需要指出的是,反证法的原论题与反论题必须是矛盾关系,而不能是反对关系。此外,运用反证法的关键在于确定反论题为假,即由反论题推出的结论应是荒谬的,如与公理、定理、定义矛盾,与已知的事实矛盾,与已知的条件矛盾或者自相矛盾。

反证法的优点在于其证明过程的简单明了和证明结论的无可置疑,尤其是在司法实践中,当没有足够的证据证明原论题的真实性,但有足够的证据证明反论题的虚假性时,更能体现出反证法的优越性。

3. 选言证法

选言证法是通过证明选言命题所包含的除论题所指的可能性外,其余可能都是虚假的,从而推出论题真实性的间接证明方法。其证明步骤为:先找出与原论题有关的所有可能性,构成一个选言命题,其次,证明原论题外的其他所有选言肢不成立,从而根据选言推理的否定肯定式,推出原论题为真。

选言证法的证明过程为:
原论题:p
证明:或 p,或 q,或 r
非 q,非 r
所以,p

运用选言证法这种证明方法时,应注意构成选言命题的选言肢的穷尽性,这是保证结论真实可靠的基础。在临床实践中,由于选言肢的穷尽十分困难,因此独立运用这种方法的情形比较少见。但在临床思维中,选言证法排除法的运用对缩小拟诊范围、确定进一步检查方向具有重要的意义。

4. 证伪法

证伪法往往用于多个拟诊意见并存需要逐一排除的情况。拟诊形成之后,诊断思维的程序不外于两种:其中一种是囿于拟诊的"排它性证实"。一旦借助联想在经验基础上形成了初步印象,不少人往往就不由自主地习惯地带有倾向性地继续收集佐证资料对拟诊加以证实,有意无意地把所收集到的各种资料纳入拟诊的框架内予以自圆其说,以排除其他病变的可能性。这就很难摆脱思维惯性的束缚,所得出的结论,易打上先入性的烙印,从而常常导致误诊。

诊断思维的途径还可以有另一种——证伪,即从否定的角度去证明拟诊不能成立。或者说,不是以拟诊为中心努力加以排它性证实,而却是以此为线索进行"排已性证伪"。

奥地利裔英国哲学家波普尔认为,"可证伪性"是科学与非科学的分界标准。一个理论、假设、命题,如果在任何情况下也不可能被推翻,不可能被反驳,它就是不科学的;凡是科学的理论都应该是能够证伪的。

由于疾病状表现的复杂性和临床认识主体临床经验、理论水平的有限性,基于经验的拟诊往往与事实之间有误差。因此这些初始印象本身不一定能对所有资料做出最理想的解释,因此就有必要抓住其中潜在的缺口,有意识地进一步收集和分析信息,从各种可能性出发,对占主导地位的拟诊试图予以否定推翻,而不是仅仅满足于拟诊的证实。

证伪法的认识论意义首先在于藉此常能较有效地摆脱思维惯性的束缚,使诊断思路不至于局限在经验联想所形成的拟诊框架之内。证伪的实质就是不承认原有认识的绝对正确性。对经验性联想的产物进行否认,亦即批判地对待经验。它有助于人们从各方面来审视和思考问题,辩证地对待各种资料之间的相互关系。

其次,证伪过程还促使临床认识主体自觉地尽可能广泛地收集各种相关信息,不仅包括支持拟诊的资料,更重要的是包括不支持拟诊的资料,并对之进行辩证综合的分析,从而在此基础上得出正确结论。

第三,证伪过程有利于促使医生提高自身素质和业务水平。要对经验印象进行证伪,其涉及面远较"证实"为广,故要求医生掌握更多的基础知识和间接、直接经验,这又驱使人们在诊断过程中必须重新学习,不断摄取以扩实自己的知识储备。

在临床思维中,证实方法和证伪方法相辅相成、对立统一;证伪中包含着证实,证实中包含有证伪,证实、征伪在一定条件下可以相互转化。

证伪方法在拟诊过程中的运作步骤如下:

首先,尽可能地收集不支持拟诊的阴性资料,分析其可能存在的合理因素;

其次,仔细分析支持拟诊的阳性资料,分析其可能存在的不合理因素;

第三,若不支持拟诊的阴性资料存在并具有合理性,拟诊可能不成立;

第四,若支持拟诊阳性资料的解释力和吻合率满意度不高,拟诊可能不成立。

第五,若不支持拟诊的阴性资料不存在或其存在但却无法形成一个新的拟诊意见,拟诊可能成立;

第六,若无法证明支持拟诊的阳性资料有误,拟诊可能成立。

拟诊证伪法的临床运用要受到许多因素的制约。一般常见病、典型疾病采用拟诊证实法就可以,拟诊证伪在这种情况下显得没有必要;有些病例不适合采用此法,如病情进展很快的急性病人;有些情况无法采用拟诊证伪法,如医学本身还需要研究的问题;拟诊证伪法还受到技术检查条件和费用支出的限制。

二、医学证明的规则

医学证明的基本要求是证明要具有说服力,而遵守证明的规则是保证证明具有说服力的基础。由于证明是由论题、论据和论证的方式三要素组成的,因而证明的规则就是关于这三要素的规则。

(一) 论题应清楚明确

论题应当清楚、明确,不能含糊其辞,具有歧义论题是证明的对象,证明的目的即在于确立论题的真实性。因此,清楚、明确的论题是证明的前提和基础。只有论题清楚、明白,才能使论证有的放矢,达到证明的效果。如果论题本身不明确,不仅使证明者自身的证明失去中心、漫无边际,而且使他人产生歧义、思想混乱,根本无法达到证明的效果,而且在拟诊分析中产生不必要的误解。违反证明的这一规则将导致"论题不清"的逻辑错误。为了使论题确切、明白,证明者在对论题进行表述时,应尽量选用意义明确的词语,对于一些关键性的概念,往往需要进一步做出明确的界定。

(二) 论题应当保持同一

论题应当保持同一,不得偷换或转移论题。证明的这一规则要求同一证明中的论题只能有一个,而且整个论证应始终围绕其进行,不得改变。违反证明的这一规则将导致"偷换论题"或"转移论题"的逻辑错误。在证明中常见的逻辑错误有"证明过多"和"证明过少",前者是指证明中实际证明的并不仅仅是论题本身,而是一个比论题断定较多的命题,后者是指证明中论证的命题比应证明的论题断定较少。

(三) 论据应当是已被确认为真的命题

论据应当是已被确认为真的命题。论据是被用来证明论题真实性的命题,论题的真实性要从论据的真实性中推论出来,如果论据自身的真实性未卜甚至虚假,则使论题真实性的基础丧失,从而论题无法得到有效证明。

临床中在运用证明方法时,应该以确定的临床资料或医学理论为依据,如果以虚假的命题作为论据,将导致"虚假预设"的逻辑错误。在证明过程中,不能以假说等真假未定的命题作为论据,否则将导致"预期理由"的逻辑错误。

(四) 论据的真实性不应依赖于论题的真实性

在证明过程中,论题的真实性是从论据的真实性中推导出来的,如果论据自身的真实性要靠论题来证明,即意味着论题本身也没有得到论证。违反证明的这一规则将导致"循环论证"的逻辑错误。

(五) 从论据应能推出论题

证明的这一规则也即要求论证方式必须合乎推理的规则,论据与论题之间具有必然的逻辑联系,从论据能够合乎逻辑地推出论题。违反证明的这一规则将导致"推不出"的逻辑错误,"推不出"的具体表现形式主要有"论据不充分"和"论题与论据不相干"等形式。

三、医学反驳的方法

(一) 反驳及其结构

反驳是运用真实命题来确定某一命题为假或某一论证不能成立的逻辑推演过程。反驳与证明是相辅相成的。"不破不立",证明是确定某一命题的真实性,从而为"立";而反驳则是确定某一命题的虚假性,从而为"破"。在一定意义上可以说,反驳是一种特殊形式的证明。证明与反驳在论证过程中往往是交互使用的,只不过其侧重点不同而已。

与证明的结构一样,反驳也是由三个部分组成的,即反驳的论题、反驳的论据和反驳的方式。反驳的论题是被确定为假的命题,回答"要反驳什么"的问题。反驳的论据是用来确定论题虚假性的命题,即反驳的根据和理由,回答"用什么来反驳"的问题。反驳的方式是反驳过程中所运用的推理形式,回答"怎样反驳"的问题。

反驳的目的在于推翻对方的证明,由于证明是由论题、论据和论证方式三部分组成的,因此,反驳的对象也就无非是上述三者。

反驳论题就是通过反驳确定对方的论题是虚假的、不能成立的。反驳论据就是通过反驳确定对方的论据是虚假的或是没有得到证明的。反驳论证方式，就是指出对方的论据与论题之间不具有必然的逻辑联系，即对方的论证犯了"推不出"的逻辑错误。

（二）反驳的方法

反驳根据其论据与论题联系方式的不同，可以分为直接反驳、间接反驳和归谬法。

1. 直接反驳

直接反驳就是直接用真实命题确定某命题结论为虚假的反驳方法。直接反驳是最主要、最常用的反驳方法。直接反驳常用的论证方式是根据对当关系中的矛盾关系或反对关系进行的推理。可以举出与该结论相反的一些事实，或从真实的原理出发构造一个推理或论证，以推出对该结论否定的命题。

2. 间接反驳

间接反驳，又称独立证明的反驳方法，就是通过论证与被反驳的命题有矛盾关系或反对关系的命题的真实性，从而确定被反驳的命题为假的反驳方法。可以反驳推出该结论的理由和根据，指出它的虚假性。

3. 归谬法

归谬法是从被反驳的论题推出明显的荒谬结论，进而由否定错误的结论推出被反驳的论题虚假的反驳方法。即指出该推理或论证不合逻辑，即从前提到结论的过渡是不合法的，违反了逻辑规则。从严格的意义上说，归谬法属于间接反驳法。

归谬法的过程是：

A. 被反驳命题：p

B. 反驳：

a. 设 p 为真；

b. 如果 p，则 q；

c. 非 q；

d. 所以并非 p 真；

e. 所以，p 假。

运用归谬法最关键的一步是从假定被反驳的命题真推导出荒谬的结

论。归谬法具体表现为下列两种方式：

第一，从被反驳的命题推出假命题。

在这三种反驳方式中，直接反驳结论是最强的，而驳倒了对方的论据和论证方式，并不等于驳倒了对方的结论，因为对方完全可以更换论据和论证方式去重新论证该结论。无论如何，如果后面两种情形成立，对方的结论的真至少是没有保证的，从而被削弱。在各种能力性考试中，有大量的这样的"削弱型"考题。

[例 7-3][4]

论题："无发热及胸痛，就不是肺炎"

患者许某，男，86 岁，反复咳嗽 1 周，不发热，无胸痛。神态淡漠，食欲差，查血常规白细胞总数不高，在当地卫生院诊断为上呼吸道感染，经对症治疗后次日，病情进一步加重，仍无发热，血压降至 90/50 mmHg，四肢冰冷、多汗、发绀、心动过速，两肺可闻及湿啰音。转至当地某医院，查血常规白细胞总数为 $0.8\times10^9/L$，中性粒细胞占 88%，胸片示两下肺大片炎症浸润影，临床诊断为重症肺炎。经积极抗感染及支持治疗病情逐渐好转。

[例 7-3]中，当地卫生院医生从被反驳的论题"无发热及胸痛，就不是肺炎"，推出该患者的"上呼吸道感染"的诊断。从而忽视了中老年人重症肺炎患者症状多不典型，可以不出现发热及胸痛。

第二，从被反驳命题推出两个相矛盾的命题。

[例 7-4]

关于"肿瘤患者皆可以见到或触到'瘤'(肿块)"论题的论证：首先假定这一论题是正确的，那么，乳腺癌是肿瘤，乳腺癌患者都可以在乳腺上见到或触到肿块，如果看不到或者触不到肿块就不可能患乳腺癌。但 T_0 期的乳腺癌便看不到、触不到原发癌瘤；乳头湿疹样乳腺癌也可以仅有乳头、乳晕区的湿疹样变而看不到、触不到肿块。所以，"肿瘤患者皆可以见到或触到'瘤'(肿块)"的论题是错误的。肿瘤的准确的概念是机体正常细胞在不同的使动与促进因素长期作用下，所产生的细胞增生与异常分化。

归谬法与反证法既有联系，又有区别。反证法要运用归谬法，但二者的作用不同。归谬法是反驳方法,用来确定某一论题的虚假。反证法是证明方法,用来证明某一命题的真实性;归谬法的反论题是以假定"被反驳命题为真"的形式与被反驳的判断构成否定关系,反证法的反论题则是被反驳命题的矛盾命题;还有,虽然二者都根据充分必要条件假言推理的"否定后件式"推出被否定或被反驳命题,但归谬法不用排中律,而反证法需要运用排中律。

目前,医师进修的各种考试中,论证能力是经常考察的内容。下面是一道 MPH 试题。

[例 7-5]

一个医生在进行健康检查时,如果检查得足够彻底,就会使那些本没有疾病的被检查者无谓地饱经折腾,并白白地支付了昂贵的检查费用;如果检查得不够彻底,又有可能错过一些严重的疾病,给病人一种虚假的安全感而延误治疗。问题在于,一个医生往往很难确定该把一个检查进行到何种程度。因此,对于普通人来说,没有感觉不适就去接受医疗检查是不明智的。

以下各项如果为真,都能削弱上述论证,除了:

A. 有些严重疾病早期就有病人自己能察觉的明显症状

B. 有些严重疾病早期虽无病人能够察觉的明显症状,但这些症状并不难被医生发现

C. 有些严重疾病只有经过彻底检查才能发现

D. 一些经验丰富的医生可以恰如其分地把握检查的彻底程度

E. 有些严重疾病发展到病人有明显不适时,已错过了治疗的最佳时期

答案是 A。题干的结论是:对于普通人来说,没有感觉不适就去接受医疗检查是不明智的。B、C、D、E 各项均能削弱题干。例如,题干中强调了彻底的健康检查的某种负面影响,例如一个医生做彻底的健康检查就会使那些没有疾病的被检查者饱经折腾、并白白支付了昂贵的检查费用。而 C 项断定,有些严重的疾病只有经过彻底检查才能发现。这就指出了彻底的健康检查的一种重要的正面作用,因而能削弱题干的论证。但 A 项断定,有些严重疾病早期就有病人自己能察觉明显的症状,这些症状最可能包括

某种程度的感觉不适,显然,这与题干结论("只有感觉不适才应去接受医疗检查")及其论证无关,既不加强也不削弱题干。

注释:

［1］ 苏越主编:《医疗文体与逻辑思维》,北京:北京师范大学出版社,1990年,第50页
［2］ 阮芳赋:诊断根据的逻辑分析,《医学与哲学》,1984年第10期
［3］ 孟祥才等编著:《临床诊断逻辑》,上海:第二军医出版社,2004年,第161页
［4］ 孟祥才等编著:《临床诊断逻辑》,上海:第二军医出版社,2004年,第162页

究竟是不是心肌梗死
——医学逻辑规律

一次,一个医学实习生问指导老师:"他这个胸痛很像心肌梗死吗?"老师回答:"不是,急性心肌梗死胸痛不是这个样子。"学生说:"那就不是心肌梗死了。"但老师又回答:"不等于,因为患者还是有急性心肌梗死发病史的。"该老师在这里就犯了"两不可"的错误。这是因为"是急性心肌梗死"与"不是急性心肌梗死"是两个相互矛盾的命题,就患者而言必有一真,而老师全盘否定,这就违反了排中律。

逻辑思维的基本规律有四条:同一律、矛盾律、排中律和充足理由律。同一律保证思想的同一性,矛盾律保证思想的无矛盾性,排中律保证思想的明确性。而同一性、无矛盾性和明确性则是思维有确定性的不同角度的表现。在现实的思维过程中,思维的确定性即同一性、无矛盾性和明确性是人们正确思想的最起码的要求。关于充足理由律,德国哲学家、数学家莱布尼茨说,充足理由律是推理的原则之一,任何一个陈述如果是真实的,就必须有一个为什么这样而不那样的充足理由。所以,这四条规律在各类逻辑思维形式中普遍起作用,成为最基本的医学逻辑规律。

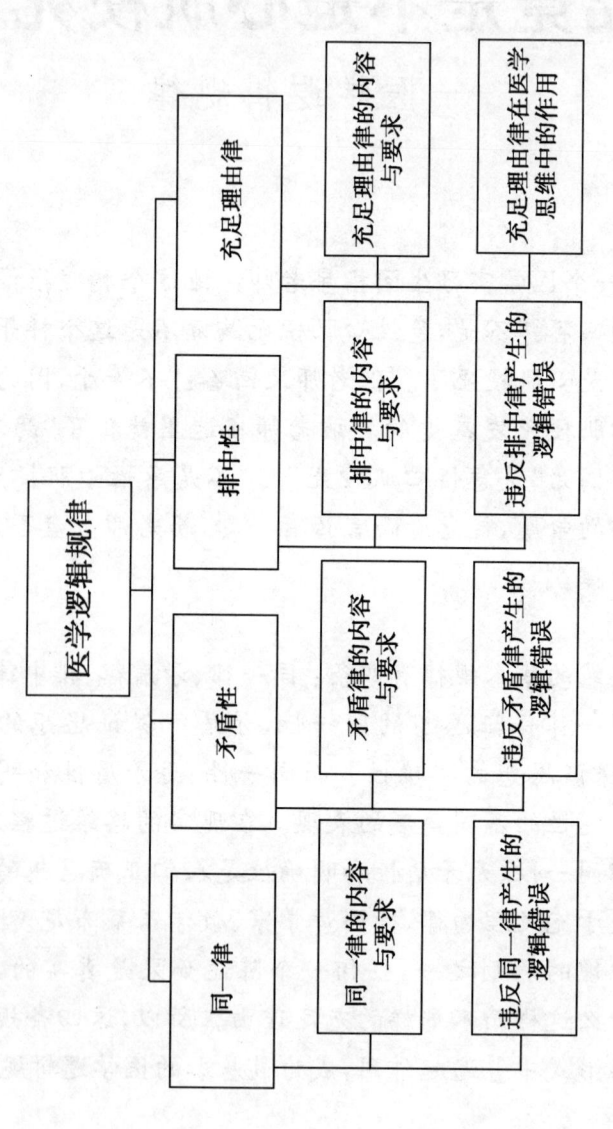

逻辑思维基本规律是关于思维形式的基本规律,是人们运用概念、命题、推理和论证等思维形式经验的抽象与概括。逻辑思维基本规律包括同一律、矛盾律、排中律和充足理由律。

一、医学思维中的同一律

(一) 同一律的内容与要求

同一律是逻辑思维的基本规律之一,是所有思维形式必须遵守的普遍规律。同一律的根本作用在于保持思维具有同一性。虽然客观事物永远处于运动变化之中,但是,任何事物在同一时间、同一方面又都是保持质和量的相对确定性。这种确定性不是不变性,而是发展过程中的相对稳定性。同一律就是人们对客观事物这种相对确定性的反映,也就是说,客观事物的确定性是同一律的客观基础。[1]

同一律的基本内容是:在同一思维过程中,每一思想与自身具有同一性。可用公式表示为:

"A 是 A",即"A→A"

它表示在同一思维过程中,每一词项、每一命题都必须是确定的,都必须与自身保持同一。

根据同一律的基本内容,我们可以将医学思维依循同一律的基本要求归结为以下两点:

1. 在同一思维过程中,我们的思维对象必须保持同一;在讨论问题、回答问题或者反驳别人的时候,各方的思维对象也要保持同一。

2. 在同一思维过程中,我们表达思想时所用的词项,必须保持其确定的内涵和外延。即是说,在同一思维过程中,一个词项,原来指称什么对象就要一直指称这一对象,而不能随意变更。这样,运用概念和命题进行推理的时候,才能保证思想内容的确定性,否则就会发生思维混乱并引起行动上的错误。

3. 在同一思维过程中,不仅要保持词项内容的确定性,而且还必须保持命题的确定性。即是说,一个命题陈述什么就陈述什么,并且其前后的陈述应当一致。同样,一个命题是真的就是真的,是假的就是假的,也不能随意变更,否则也会发生思维混乱。

（二）违反同一律产生的逻辑错误

医学问题往往都是复杂问题,况且在医学思维过程中医学认识主体还要经常面对未知领域带来的困惑。临床医生在治疗思维过程中,遭遇复杂病情的时候,很难避免因为医学本身发展的局限而导致的思维困境,很难避免由于疾病的复杂性导致的思维偏差,很难做到总是有绝对的把握明确诊断和预测病情发展。在这样的情况下,使用模糊语言有的时候是难以避免的。但是,运用模糊语言正像运用模糊数学一样,必须遵守同一律的要求,否则就会犯逻辑错误。

在医学思维过程中,如果违反同一律的要求,就会出现以下逻辑错误:

1. 自相矛盾

在医学思维中,常有自相矛盾命题出现。也就是在一个命题中,既肯定真也肯定假或既否定真也否定假,两个相互矛盾命题同时存在。

[例8-1]

急性阑尾炎不像,但也不能除外。

[例8-1]由两个直言命题构成,是对同一个主项性质的陈述,而并非陈述两个不同主项。但是,这样自相矛盾的语言,违反了同一律的基本要求,而且,使得沟通的对方根本无法理解这句话的确切含义。

医学思维过程中,对于尚无完全把握的问题但又不得不陈述的问题是允许采用一种模糊的语言予以表达的,但是,这种表达不能以牺牲同一律为代价。以下的表达方式体现了模糊但基本上不违反同一律:

[例8-2]

急性阑尾炎不是很像,但也不能完全除外。

此例中前半部分表达了又像又不像,倾向不像,倾向于对主项性质的否定;后半部分表达了能除外又不能完全除外,更倾向于除外,同样倾向于对主项性质的否定。两者表达了一个共同的思想:"阑尾炎有待排除",因此,模糊但不违反同一律。

2. 混淆概念

所谓混淆概念,是指在同一思维过程中没有保持概念的内涵、外延的同一。其原因是由于前后不是在同一意义上使用同一个词语,把同一词语表达的不同概念混淆起来;或者是把前后两个内涵和外延都不相同的概念混为一个概念。

[例8-3]

一老年女性患者,来院初诊,老年,脉络不和,腰酸腿痛,引及下肢,头昏、胸痛,嗳气不畅,纳差,苔薄滑腻,脉弦;拟方理气通络,温经怯寒:当归、黄芪、桂枝、鸡血藤、姜黄、丝瓜络、络石藤、五加皮、海风藤、木瓜、银花藤、甘草。四贴。案中分析脉络不和为"老年血虚、痰湿内侵"所致,而在治则上却是"温经怯寒",具体用药时又出现了活血药物"姜黄",从概念的使用上可以看出,由于在病机、治则、用药上经治医生先后使用了"血虚,痰湿内侵"、"寒邪凝经"、"血瘀"3个不同的概念表述"脉络不和"这一成因,概念被混淆了2次,犯了"混淆概念"的错误。

3. 概念模糊

在临床工作中,对每一种疾病概念应有清晰的认识,对相似的、易混淆的疾病概念应善于抓住有鉴别意义的特征进行区别。在疾病鉴别诊断中,假如在概念上不能将不同的疾病区分开,往往会导致临床思维的混乱甚至导致误诊。

[例8-4][2]

软骨发育不良、软骨发育不全、软骨形成低下和软骨生成障碍是完全不同的疾病。如果临床医生对之没有明确的概念,那么,误诊往往难以避免。急性、慢性肾小球肾炎、肾病综合症、乙型病毒性肝炎相关肾炎、狼疮性肾炎、紫癜性肾炎、遗传性肾炎等都有蛋白尿的表现,临床上很容易混淆。

精确地把握概念是指对概念的内涵和外延有清楚的认识。由于对概念认识模糊,是认识混乱导致误诊的主要原因。对临床诊断有不良影响的概念模糊问题,不仅是医生还包括患者。

医生对疾病概念认识模糊,对疾病的典型表现和非典型、可能出现的各种症状和体征只是大致地了解。而对疾病的诊断标准缺乏明晰而全面的认识。

[例 8-5][3]

大多数急性心肌梗死患者是因为急性心肌缺血所引起的剧烈而持久的心前区或胸骨后疼痛而就诊。依据这一典型症状临床诊断并不困难。但是,如果遇到症状不典型的患者,或者是无痛性心肌梗死,或者疼痛部位发生变异,出现头颈部、肩部、上下颌、牙齿或腹部的疼痛而易误诊为颈椎病、肩周炎、三叉神经痛、牙痛或急腹症。常见心肌梗死有许多类型,如心力衰竭型、休克型、心律失常型、脑卒中型、虚脱型、肺部感染型、胃肠道症状型、昏厥型、神经症状型、逍遥型等。如果对某一类型的心肌梗死的情况不了解或认识不全面,就会造成误诊或漏诊。

患者的自我感觉模糊,提供的主诉失真,病情病史描述含混,往往容易误导医生的思维。如果此时医生问诊不注意避免用"正常"、"不正常"等概念化的语词问诊,可能会因为遗漏关键性的内容而发生诊断或治疗的延误。

[例 8-6][4]

某患者,女,因月经量过大而致缺血性贫血,由于月经周期依然规则,患者自认为月经"正常"。门诊医生询问病史也简单地问了一句月经是否正常,并没有问月经量的多少。这种看似准确,实则模糊的概念造成诊断和治疗的延误。

二、医学思维中的矛盾律

(一) 矛盾律的内容和要求

矛盾律也是逻辑思维的基本规律之一,矛盾律的基本内容是:在同一思维过程中,两个互相否定的思想不能同真,必有一假。如果说在同一思维内容中,对于两个相互矛盾的或相互反对的命题同时加以肯定,则违反了矛盾律。

矛盾律可以用公式表示为:

A 不是非 A,即 $\neg(A \wedge \neg A)$

从矛盾律的内容,我们可以引申出关于矛盾律的两点基本要求:

1. 在词项方面,矛盾律要求在同一思维过程中,不能同时用两个相互否定的词项,"A"和"非 A"指称同一对象。比如,我们不能同时说张三既是"健康者",又是"患者";也不能同时认定某种症状既是"典型的"又是"非典型"的。这样,就会出现逻辑矛盾。

2. 在命题方面,矛盾律的要求是不能同时肯定两个互相矛盾或互相反对的命题同真,必须肯定其中有一个是假的。

[例 8-7]
李平是优秀医师。

[例 8-8]
李平不是优秀医师。

[例 8-9]
本案所有的病例都是可信的。

[例 8-10]
本案有的病例不是可信的。

[例 8-11]
本案所有的病例都是可信的。

[例 8-12]
本案所有的病例都不是可信的。

[例 8-13]
如果患者家属的病史陈述可靠,那么,患者是精神病患者。

[例 8-14]
患者家属的病史陈述可靠,但并非患者是精神病患者。

上例中,[例8-7]与[例8-8]、[例8-9]与[例8-10]、[例8-11]与[例8-12]都是具有矛盾关系的命题;[例8-13]与[例8-14]是具有反对关系的命题,根据矛盾律的要求,都不能同时加以肯定。

(二) 违反矛盾律所产生的逻辑错误

矛盾律保证思维无矛盾性即思维的前后一贯性,从而是保证正确思维的必要前提。

矛盾律对思维无矛盾性的要求广泛地运用于一切科学领域之中。任何科学理论都不应包含逻辑矛盾,遵守矛盾律是构造科学体系的起码要求。科学也常常是在发现逻辑矛盾,逐步排除逻辑矛盾的过程中发展的。

在临床思维过程中,要保持思维前后的一贯性。在运用概念、作出判断、进行推理或论证的过程中,如果违反了矛盾律的要求,就会出现逻辑错误。具体表现为:对于同一思维对象的两个具有矛盾关系的或反对关系的概念,判断同时给予肯定,造成概念自毁或判断逻辑矛盾。

所谓概念自毁,是指两个相互矛盾或相互反对的概念组合成一个实质上不能成立的新概念。

[例8-15]

"甲状腺血管瘤是良性癌症",这就在同一概念中包含了两个相互否定的思想。甲状腺血管瘤是一种疾病,它是一种良性肿瘤,而癌症是指恶性肿瘤。对这样两个相互否定的思想全部给予肯定,违反了排中律的逻辑要求,属于"概念自毁"。

矛盾律归根到底是客观事物内在的质的规定性的反映。因此,一个事物是A,就不能同时又是与A相排斥的别的什么,即不可能是A的同时又是非A。因此,在同一思维过程中,对某一词项或某一命题的肯定和否定当然不能同时都是真的。违反这一要求,就会犯"自相矛盾"的逻辑错误。矛盾律是人们驳斥谬误、揭露诡辩的逻辑武器。在辩论中,如果一方能指出对方观点中存在逻辑矛盾,也就意味着对方观点的逻辑支柱是靠不住的。这样,就可以运用矛盾律予以揭露,置对方于被动境地。

三、医学思维中的排中律

(一) 排中律的内容和要求

排中律的内容是:在同一思维过程中,两个互相矛盾思想不能都假,必有一真。

排中律可以用公式表示为：

A 或者非 A，即 $A \vee \neg A$

从排中律的内容可以看出，排中律与矛盾律作为逻辑思维的基本规律，二者是有其不同适用范围的。矛盾律适用于不可同真的两个命题，即适用于具有矛盾关系或反对关系的两个命题；排中律适用于两个不可同假的命题，即适用于具有矛盾关系或下反对关系的命题。

根据排中律的内容以及排中律与矛盾律的区别，我们可以将排中律的要求概括为以下两个方面：

1. 在词项方面，排中律要求在同一思维过程中，在用两个具有矛盾关系的词项指称同一对象的情况下，必须承认其中有一种情况是真的，而不能对两者都加以否定。

例如，不能既否定刘医生的诊断是"误诊"，又否定刘医生的诊断是"非误诊"。而必须承认刘医生的诊断或者是"误诊"，或者是"确诊"，二者必居其一。

2. 在命题方面，排中律要求在同一思维过程中，不能同时否定两个具有矛盾关系或下反对关系的命题，必须肯定其中有一个是真的。

（二）违反排中律所产生的逻辑错误

排中律的主要作用在于保证思想的明确性，在一定意义上，排中律比矛盾律更接近于真理。因为矛盾律所遇到的命题，其中不一定有真命题，但排中律遇到命题，其中必有一个是真的。所以排中律要求人们在含有真命题的两个命题中不能持完全否定的态度，即"两不可"，必须承认其中一个是真的，并进一步去探索这个真的命题。

违反矛盾律的表现可以概括为"两可"，而违反排中律的表现则是"两不可"。排中律是人们正确思维必须遵守的逻辑规律，它对于保证人们思维的明确性具有极为重要的作用。但是，排中律只是正确思维应遵守的规律，它并不否认客观事物本身有可能存在两种以上的情况，也不否认事物发展过程中存在着某种过渡和中间状态。

如果我们将排中律的要求绝对化，就有可能导致形而上学的非此即彼的思维方式。同时排中律也不排除人们对事物尚未明确而采取的"二不择一"的态度。在人们对事物尚未认识充分、准确之前,采取既不肯定也不否定的态度并不违反排中律的要求。

四、医学思维中的充足理由律

(一) 充足理由律的内容和要求

充足理由律的内容是:在同一思维和论证过程中,一个思想被确定为真,要有充足的理由。

充足理由律的这个思想,在医学思维过程中展现的十分明显。充足理由律可以用公式表示如下:

$$A, A \rightarrow B \mid - B$$

这里"-"表示"推出",上面的公式有两种解读方式:如果要证明 B 是某系统的定理,必须先证明 A 是该系统的定理,并且证明从 A 能够逻辑地推出 B。或者,如果要证明 B 是真的,必须先证明 A 是真的,并且从 A 能够逻辑地推出 B。

充足理由律的具体要求是:(1) 对所论证的观点必须给出理由;(2) 给出的理由必须真实;(3) 从给出的理由必须能够推出所要论证的论点;否则就会犯"没有理由"和"推不出"的错误。充足理由律的作用在于确保思维的论证性。

(二) 充足理由律在医学思维中的作用

在医学思维中,无论是科学研究还是临床诊断,对研究对象的任何断定都必须经过严密的论证,在逻辑上满足充足理由律的基本要求。因此,思维的论证性是医学思维的重要品质。

国内外公共卫生硕士(MPH)的各种能力性逻辑考试中,重点考察的就是思维的论证性,即对各种已有的推理或论证作出批判性评价:对某个论点是否给出了理由?所给的理由真实吗?与所要论证的论点相关吗?如果相关,对论点的支持度有多高?是必然性支持(若理由真,则结论或论点必真),还是或然性支持(若理由真,结论很可能真,但也有可能假)?是强支持还是弱支持?给出什么样的理由能够更好地支持该结论?给出什么样的理由能够有力地驳倒该结论,或者至少是削弱它?具体考题类型有"直接推断型"、"强化前提型"、"削弱结论型"和"说明解释型",等等。在这类考题中,贯穿着对充足理由律的理解和运用。

[例 8-16]

脑部受到重击后人就会失去意识。有人因此得出结论:意识是大脑的产物,肉体一旦死亡,意识就不复存在。但是,一台被摔的电视机突然损坏,它正在播出的图像当然立即消失,但这并不意味着正由电视塔发射的相应图像的信号就不存在。因此,要得出"意识不能独立于肉体而存在的结论",恐怕还需要更多的证据。

以下哪项最为准确地概括了"被摔的电视机"这一实例在上述论证中的作用?

A. 作为一个证据,它说明意识可以独立于肉体而存在。

B. 作为一个反例,它驳斥关于意识本质的流行信念。

C. 作为一个类似意识丧失的实例,它从自身中得出的结论和关于意识本质的流行信念显然不同。

D. 作为一个主要证据,它试图得出结论,意识和大脑的关系,类似于电视图像信号和接受它的电视机之间的关系。

E. 作为一个实例,它说明流行的信念都是应当质疑的。

解析:答案是 C。题干所举的说明,信息可以独立于它的某种载体而存在,这和"意识不能独立于肉体而存在"流行信念相左。题干引用这一实例并非要完全否定这一流行信念,而只是说明,论证这一信念需要更多的证据,光依据"肉体一旦死亡,大脑意识就不复存在"是不够的。因此,C 项概括最为准确。

其余各项都不准确。例如,由于题干引用这一实例并非要完全否定关于意识本质的流行信念,因此,A 项和 B 项均不恰当。题干所举的"被摔的电视机"的实例,可以看做是对于意识本质的流行信念的一种质疑,但显然不能说明流行的信念都是应当质疑的,因此,E 项不恰当。

注释:

[1] 张冉,马莹:《经典寓言故事中的逻辑学》,北京:国家行政学院出版社,2005 年,第 230 页

[2] 参见孟祥才等编著:《临床诊断逻辑》,上海:第二军医大学出版社,2004 年,第

270页

[3] 参见孟祥才等编著:《临床诊断逻辑》,上海:第二军医大学出版社,2004年,第258页

[4] 参见孟祥才等编著:《临床诊断逻辑》,上海:第二军医大学出版社,2004年,第258页

遗传中的变异和变异中的遗传
——医学辩证逻辑*

遗传必须是有变异的遗传：遗传是过去变异的结果，没有变异，由于外界环境的变化，生物就不能适应环境的生存，因此也就没有遗传；变异必须是成为能遗传的变异，没有遗传，变异了的生物新品种和新性状就不能保存和积累起来，变异也就失去了自身的意义。

像这样揭示遗传和变异相互影响、相互制约、辩证统一关系的逻辑方法，属于医学辩证逻辑方法。

---

* 对"医学辩证逻辑"的详细论述，请参看笔者的《临床哲学思维》一书（东南大学出版社2011年版）。本书只作简单介绍。

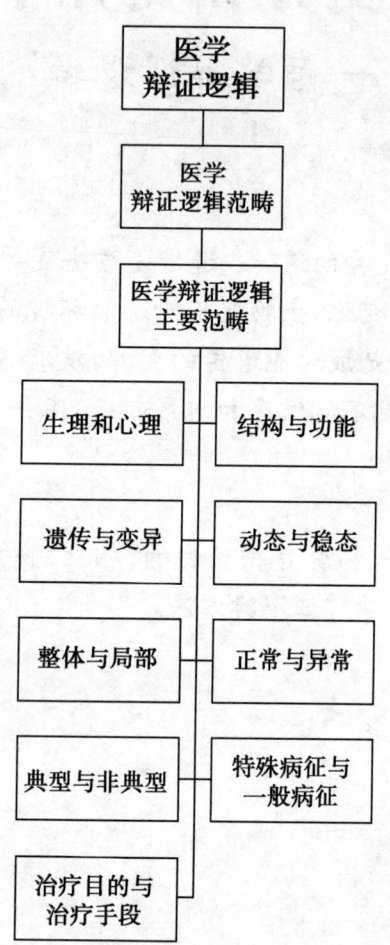

一、辩证逻辑与医学辩证逻辑

(一) 辩证逻辑与形式逻辑

辩证逻辑是研究辩证思维形式及其规律的逻辑，是辩证思维的逻辑总结。辩证逻辑是逻辑科学本身发展的结果，它在研究辩证思维如何反映外部世界的运动、变化和发展时，侧重于揭示辩证思维本身所特有的规律性，通过自身的范畴揭示思维对象的矛盾、矛盾发展和矛盾转化。

辩证逻辑与形式逻辑两者都是研究思维的，但它们是从不同的侧面以不同的方式进行研究。形式逻辑主要从形式结构上研究思维的形式和规律。它是对既成的、凝固的、间断的认识成果进行概括和总结，只是反映客观对象间最普通、最简单的关系。形式逻辑推理的每一个环节都是完全确定的，界限分明的，它用逻辑符号来指称对象，有一套严密的逻辑规则，能够进行精确的逻辑演算。

人类思维的对象都有自身运动发展的过程，要深刻地认识其辩证本质，掌握辩证逻辑是非常必要的。辩证逻辑并不纯粹研究思维的形式结构，而是从形式与内容的有机结合上，从表现在思维形式之中的认识内容、结合人类的认识过程来考察思维形式的联系、运动、发展和转化的规律。所以，辩证逻辑是以流动范畴建立起来的科学体系，是抽象和概括人类认识的发展、变化的连续方面，反映客观对象间的辩证联系，是以概念展开的方式实现其逻辑进程的。

[例 9 – 1]

在形式逻辑中，普通概念的根本性质是确定性和抽象性，在辩证逻辑中，辩证概念的根本性质是灵活性和具体性；普通概念的内涵中不允许有逻辑矛盾，而辩证概念的内涵中却往往包含有辩证矛盾；普通概念的各个子项是不允许相容的，辩证概念的各个子项之间却是可以相容的。"运动是物体在同一瞬间既在一个地方又在另一个地方"，在普通思维看来，是包含逻辑矛盾的错误命题，而在辩证思维看来，却是反映事物辩证矛盾的正确命题。[1]

(二) 逻辑范畴与辩证逻辑范畴

辩证逻辑的方法是辩证思维的逻辑工具，是人们对辩证逻辑基本规律的认识和运用,是科学研究中不可缺少的理论思维手段。辩证逻辑的基本方法主要有:从抽象上升到具体,归纳与演绎的统一,分析与综合的统一,以及逻辑的与历史的统一。这些方法既不能相互代替,又相互联结,共同作用于人类辩证思维的全过程。

逻辑范畴是从各门具体科学中概括出来的最一般的概念,是思维把握真理的必不可少的手段。辩证逻辑的范畴,如归纳、演绎、分析、综合、抽象、具体等等,是辩证思维的基本环节,也是构成辩证逻辑体系的纽带。它具有认识与思维方法的功能和特点,是在各门科学中发挥着普遍有效的逻辑方法和工具的作用。

辩证逻辑的范畴是对客观世界辩证运动的本质反映,又体现着辩证思维的基本特性,同时还标志着人类认识的深化。因此,要立足于辩证法、认识论、逻辑三者一致的基础上考察逻辑范畴。辩证逻辑主要从逻辑功能这一侧面研究范畴,说明三者之间的联系和区别。它既研究各门科学所共同使用的范畴,又研究自身的范畴体系,揭示客观现实的最一般联系以及人们对其认识发展的最一般途径。建立辩证逻辑的范畴体系是科学发展的需要,它有助于科学研究和科学理论的系统化。

二、医学辩证逻辑与医学辩证逻辑范畴的特征

(一) 医学辩证逻辑

医学辩证逻辑是研究医学思维对象的辩证本质的思维方式,是辩证逻辑在医学思维领域中的具体运用,它通过医学辩证范畴体现辩证逻辑的基本方法和基本精神。医学辩证逻辑是医学逻辑的重要组成部分,它研究医学辩证思维如何反映思维对象运动、变化和发展并揭示医学辩证思维本身所特有的规律性。

医学辩证逻辑范畴是医学逻辑理论体系中的内核、中坚和最基本、最深刻的概念。它通过抽象和反思,撇开了认识对象外在的和具体的属性,反映和追问其内在的、一般的本质特征。

医学逻辑范畴是对思维对象本质和关系的概括,是从整体的角度、联系的角度把握思维对象的认识纲领。

医学辩证逻辑范畴是对医学问题进行逻辑归类的思维形式,这种思维形式凸现的不是实证性质、表征意义上的分类,而是思辨性质的、本质意义上的抽象。

(二) 医学辩证逻辑范畴的特征

医学辩证逻辑范畴特点之一是"专业延伸"。医学辩证逻辑范畴不是逻辑范畴的简单移植。它承续逻辑的研究方法，体现医学的特殊本质。相对于逻辑范畴而言，医学逻辑辩证是反映医学思维特征的、具有专业色彩的逻辑范畴，它具有医学哲学的高度和元素，是对逻辑范畴的延伸和发展。

医学辩证逻辑范畴的特点之二是"医学内在"。医学辩证逻辑范畴不是医学范畴和逻辑方法的简单组合，不是医学范畴和逻辑范畴的生硬嫁接，更不是外在的"穿靴戴帽"的形式，而是反映医学内在的、本质的、普遍的深刻概念。相对于医学范畴而言，医学辩证逻辑范畴是反映思维对象相互联系的辩证性质的理性认识范畴。

三、医学辩证逻辑的主要范畴

(一) 生理与心理

1. 生理的基础作用

现代科学认为：人脑是心理的器官，心理是人脑的机能。人的心理活动是由人脑产生的。复杂精细的人的心理正是以高度发展的人脑为物质基础的。现代医学科学的发展充分证明了人的心理活动依赖于人的大脑、神经系统和人体的各种感觉器官。

人脑在第一信号系统和第二信号系统的基础上进行的精神活动，就是人的心理。无论是条件反射、无条件反射还是第一信号系统、第二信号系统，都离不开中枢神经系统的活动。

现代高级神经生理学不断揭示着心理产生的生理过程。对心理活动的生理机制的了解，现已从反射过程深入到神经细胞的水平。现代医学科学证明：脑是通过传递生物电、处理信息流来进行意识、心理活动的。人脑的意识、心理活动，是神经细胞输入信息和输出信息的过程。

生理对心理的基础作用还表现在：人的心理活动不仅与整个神经系统密切联系，还与整个躯体的生理状态相联系。躯体对心理活动的影响不仅限于保证神经系统活动的营养、发育等物质条件，更重要的是被现代科学技术一再证明的，在躯体中以往被认为是"非神经器官"的部分如肺、心、肠等器官，却具有某些神经性的功能，如肺脏除了主管气体交换之外，还能产生数十种酶以调节全身，其中某些物质（如心纳素）可以直接或间接地影响人的神经状态和心理活动。

2. 心理的能动作用

从认识论的角度分析，心理能动作用的表现主要在以下三个方面。

(1) 对客观事物的能动反应

客观现实(自然环境、社会生活、实践活动)是人类心理的源泉和内容，人的心理是对客观事物积极能动的反映，表现在认识客观事物的时候，不同的人们对同一的事物会产生不同的评价，从而总会对它抱一定的态度，产生满意、喜欢、愤怒、恐惧、悲哀等主观体验。这种态度往往与个人的需要是否得到满足相联系。不难看出，反映是通过每个人的头脑进行的，受人的知识经验、个性倾向与个性特点所制约。由此，每个人的心理都是客观世界的主观映象，只有通过实践的反复经验和校正，才能使主观与客观相符合，促进心理发展。人的心理随着实践的发展而逐渐形成一种具有不同水平、不同层次、不同功能的反映活动系统，它既有从无意识到有意识的不同水平，有稍纵即逝的心理过程到稳定的个性倾向、个性特点的不同发展层次，又有知、情、意等不同心理活动对环境对个人本身进行认识、预测、调节和控制的不同功能，使之在与环境的相互作用的过程中保持平衡。

(2) 对信息的能动处理

人在清醒状态下，通过眼耳鼻舌身处理来自客观事物外部的信息，并经大脑初步分析，掌握其属性，如感知颜色、声音、气味、冷热等；处理自身各个器官的工作和状态的有关信息，如饥渴、恶心、心跳及内部疼痛等。心理还能将已获得的信息储存起来，在需要的时候能提取出来或再认出来，作进一步的加工组合，创造出事物的新形象；对信息进行分析、综合、比较、抽象和概括，从而认识事物的共同特征及事物之间的联系和关系。人在加工所获信息时，不是随随便便、毫无目的的，而是根据自身的兴趣、爱好和需要来能动地进行。这是心理对生理能动作用的重要表现。

(3) 对行为的能动调节

人的心理活动在人的认知过程和人的个性心理特征的影响下，作用于人的情绪，影响人的内分泌和神经系统，影响人的细胞、分子、基因，影响人的功能和人的行为方式。例如，人们为了更好地认识客观事物，改造客观世界，就要提出奋斗目标，制定行动计划，并在执行计划中克服困难，完成任务，这就是心理对行为的调节。在人生的道路上，难免出现这样和那样的困难和挫折，意志薄弱者会偃旗息鼓，郁郁寡欢，甚至焦虑成疾；意志坚强者，会百折不挠，勇敢攻关，战而胜之，从中体验成功的欢乐。

3. 躯体和心理协同治疗原则

(1) 当躯体生病的时候

对躯体疾患与心理疾患的相互制约关系,人类在医学活动实践中早已有一定的认识和经验。

[例 9-2]

古希腊著名医学家希波克拉底说过:了解人比了解病更重要。祖国医学认为形与神是相互联系、相互影响的。在一定条件下,心理因素能改变生理活动,可利用情绪对内脏功能的影响,通过精神因素调动机体与疾病作斗争,从而达到扶正以祛邪,使身体康复的治疗目的。历代名医非常重视心理治疗,许多设计巧妙而行之有效的心理治疗方法诸如以情胜情疗法、劝说开导疗法、移性易性疗法、释疑解惑疗法等等,至今仍在民间流传。

现代医学认为,人是躯体和心理的统一体。在躯体受到侵害的同时,心理亦遭受到恶性刺激。心理在过强、过久的应激过程之后,也会成为躯体疾病及其进一步发展的原因。疾病过程同时体现在躯体和心理两个方面。躯体疾病是器官的器质性病变或出现病理变化,病变的器官可以导致机体调节机制紊乱,甚至导致心理活动异常。如果病变器官是大脑,将直接导致心理功能障碍;如果病变发生在与大脑密切相关的器官,如心、肺、肾和内分泌腺等,同样能引起脑细胞功能障碍,激发心理异常。

(2) 为了取得最佳疗效

躯体治疗和心理治疗协同性原则的主要内容是:患者在躯体疾病的状态下,必然伴随程度不同的心理改变甚至并发心理疾患。患者躯体疾病和心理疾患相互影响、相互作用;在不同的疾病过程中,心理治疗和躯体治疗的关系可能有主次地位的互换,但不可能是有无关系的取舍;从联系的观点和整体的观点出发,在进行躯体治疗的同时积极进行心理治疗,把心理治疗视为治疗的有机组成部分。

心理治疗与躯体治疗相互联系、相互渗透、相互配合,才能使治疗取得最佳效果。心理治疗可以消除和减轻躯体治疗的副作用,保障治疗的顺利进行;心理治疗可以改变和缓解躯体疾病的某些症状如疼痛、腹胀、食欲减退、恶心呕吐等;心理治疗能调整患者紊乱的精神状态,心情放松或愉快地参加、配合治疗;在一定条件下,心理治疗往往可以取得躯体治疗措施难以取得的效果和增加躯体治疗的疗效。当然,这种增效功能和配合功能是双向的。一般而言,躯体治疗不仅是心理治疗取得效果的条件,而且,在许多情况下,躯体治疗的效果如何,还直接决定了心理治疗的作用大小。

任何治疗方法都有自己的局限性,心理治疗也是这样。心理治疗的确是治疗疾患的一种有效方法,它有其他治疗方法所没有的特殊疗效——通过改变病人的精神状态来提高机体免疫功能,配合躯体治疗,加快病人的康复。但是,不能用心理治疗代替其他治疗方法,或强调心理治疗而排斥其他疗法。

4. 生理心理统一观的价值

(1) 有利于深入理解医学模式转换的意义

生物医学模式单纯从生物属性上考察人类的健康和疾病,把人的生命活动视为独立于社会行为的实体,从而把生物因素、社会因素和心理因素割裂开来,因此在实践中遇到了困难。心理和生理相互制约的辩证关系原理揭示了人体的生理现象和心理现象是密切联系着的,一定的心理活动必有一定的生理基础,而一定的心理活动也会引起相应的生理反应;良好的心理状态有利于身体健康,不良的心理刺激不利于身体健康甚至是疾病的主要诱因。因此,学习、掌握生理、心理相互制约的辩证关系有利于医学工作者深入理解生物—心理—社会医学模式转变的重要意义,避免见病不见人的倾向。

(2) 有利于提高识别真伪科学的能力

医学领域的伪科学的特点之一是:割裂心理和生理的辩证关系,片面扩大其中的一个方面的作用而贬低甚至否定另一个方面的作用。气功是通过自我心理调整防病强身的一种历史悠久的民间健身方法。《内经》指出"恬淡虚无,真气从之;精神内守,病安从来"。这就是说,人进入到一种非常宁静和愉悦的虚无状态时,全身各系统的生理功能就会变得格外协调,起到防病健身的作用。曾经有某些"气功师"混淆生理与心理的区别,否定气功的本质是心理调整(调神),是心理对生理的反作用,大肆宣扬所谓"外气"超乎寻常的功能,完全否定心理对生理的依赖,将心理现象说成是最终独立于生理而存在,超越于生理限定的实体现象,这属于无法证实的假说甚至是伪科学。

(二) 结构与功能

1. 结构与功能的概念

(1) 结构的特征

结构是指人体内部诸要素、部分相互联系和联结的方式,反映了人体内部诸要素之间的排列次序和组合关系,是关于人体系统的内部描述。人之生命的生物学基础,就是物质的某种特定结构决定的特定的功能。人体的结构有以下基本特征:第一,整体性。结构规定人体的整体特征。人体的整体是由它的要素构成的。但整体的性质和功能不能归结为它的各个要素的性质和功能。因为,人体内部要素处于对立统一的关系之中,它们在相互联系和作用中,交换交流着物质、能量和信息,从而使整体获得不同于它的诸要素的崭新的性质和功能。第二,有序性。即人体内部各个要素和部分是按一定规则及其规律组合而成,不是随意拼凑、混乱无序的。第三,层次性。人体有特定的结构,从而和其他事物区别开来;人体以一个要素的身份同周围的事物相互联系和作用,构成更大的结构;人体内部各个部分、要素同样具有自身的结构。我们对结构的层次认识是不可穷尽的。

(2) 功能的特征

功能是指具有一定结构的人体的系统整体与特定环境相互作用时,所具有的适应环境、改变环境的反应能力,功能反映了人体与环境相互联系、相互制约的关系,是关于人体系统外部的描述。人体的功能具有以下特点:第一,整体组合性。整体功能并非是部分和要素功能的简单相加,当人体结构处于有序合理状态时,整体功能大于部分功能之和;当人体结构处于无序不合理状态时,整体功能小于部分和要素功能之和。第二,相对易变性。人体功能是人体系统整体在外界环境相互作用时表现出来的反应能力。这种反应能力不仅随着内部要素及其结构的变化而变化,还直接受到变化多端的外部环境的刺激而发生变化。外部环境对人体结构的影响,是通过功能变化的刺激而逐步发生变化的。所以,事物的功能与它的结构相比,更具有易变性。第三,层次多样性。人体功能的层次大体可分为:单一功能,即组成事物的不同要素都具有的独立功能。复合功能,即组成事物若干要素独立功能之和。整体功能,即在事物整体结构的基础上产生的功能,它是不同于复合功能的崭新的功能,如人的劳动就是一种整体功能。

2. 人体结构和功能的关系

(1) 区别与联系

人体结构和功能的区别,不仅表现在两者的内涵规定上,还表现在两者在稳定性质方面的差异。相比较而言,人体结构比较保守、相对稳定。人体功能在环境中的多种因素的作用下,呈现出活跃、易变的性质,能够比较灵活地反应诸条件的影响。保守稳定的结构要控制、限定功能的范围,而活跃多变的功能为发挥最佳水平又要突破结构的限制,形成两者的对立和斗争。同时,人体结构和功能又是密不可分的。一方面,结构是功能的基础,功能是结构的外在表现能力,没有结构就没有功能。或者说有什么样的结构,就有什么样的功能,结构的变化,必然引起功能的变化。

(2) 人体功能的相对独立性

人体功能具有相对独立性,对结构具有反作用。功能具有相对独立性,表现在结构与功能并不仅是一一对应关系,还存在着"多一对应"和"一多对应"现象。

[例 9-3]

"多一对应"表现为"异构同功"现象。电子计算机和人脑、鸟的翅膀和飞机的机翼,从结构到物质因素都不同,但前者都有对信息加工的逻辑功能,后者都有飞行的功能。

"一多对应"表现为"同构异功"现象。这是同一结构的物质在不同环节下所表现出的不同反应能力。如铁处于电场中有导电能力,处于温度场中有传热能力,处于压力下有可塑性。又如蛋白质在参与合成代谢或分解代谢时有酶促作用,在参与建造器官时有塑造能力,在与侵入机体的微生物作斗争中有免疫能力。

可见,功能并非机械地依赖于结构或仅仅依赖于结构,也有它的独立性。但这种独立性是相对的。"异构同功"只能是部分、有限的。计算机和人脑只是在某些方面和某种程度上是同功的。人脑有思想感情,在这方面是不同功的。计算机处理信息有高速、准确的优点,人脑处理信息则有低速、不够精确的弱点,在这方面只是一定程度的同功。可见,完全的异构不可能完全同功,若想达到完全的同功,只有完全同构。

当外界条件改变、事物不能有效地适应环境时,功能的非正常发挥或低效状态,会刺激结构发生变化。例如,生命体为了使自己在复杂环境中发挥最佳功能,以适应各种条件而生存、发展下去。在长期的功能锻炼下会发生生理结构的改变,以至形成新的器官,产生新的物种。

人体功能对结构的制约、反作用有两种情形：一种是促进结构进化，钢琴家灵活的十指，体操家健美的身躯，科学家机敏的头脑，都是在一定范围内，某一功能的反复发挥而使其结构的某一方面更加完善和发达了。另一种是环境的变迁引起事物原有功能的减退、废除，最终导致原结构的退化。原来是肉食类动物的熊猫，由于环境变迁改吃竹叶后，引起犬牙的退化；鲸鱼在水中生活后嗅觉退化、后肢退化。

3. 人体结构与功能范畴的认识论价值

人体结构与功能范畴为生命科学的科研和实践提供了哲学的思维方法，具有重要的认识论价值。

在生命起源的研究中，人们用不同的方法建立了各种假说。但大多搁浅在对生命产生的必要条件探索的沙滩上。打开生命起源迷宫的钥匙一定是找到生命起源的充分必要条件，即从研究生命产生的特定的结构入手。

生命物质具有的新陈代谢、生长、发育、遗传、进化、应激反应等功能，而非生物不具有这些功能，关键在于生命体具有非生命体具有的结构。碳、氮、氢、氧等物质可以构成生物，也可以构成非生物。它们之间的区别完全是由于结构的差异所致。所以，探索生命的起源，研究生命的本质，关键是要研究生物的那些特定的结构，研究这些结构的形成、存在和发生等生命现象。

人体结构和功能范畴提供的思维方式是走向医学创新的思维途径。

结构优化改造法。事物的功能主要取决于它的结构，虽然组成要素相同，但只要结构不同，功能就大不同。因此，人们可以在原有要素的条件下，通过改造事物的结构，来提高事物的功能，或者创造全新的结构形成崭新功能的新事物。这种以优化结构获得最佳功能的方法就是结构优化法。临床上有些患者的重要脏器结构受损，导致严重功能不全。在可能的条件下，采用某种治疗方法改造其结构，可以获得理想的疗效。

结构模拟再造法。根据相同的结构就有相同功能的基本原则，人们创造出和天然物具有相同结构和相同功能的人造物，或直接引进、仿制最佳结构以提高自身功能的方法，就是结构模拟再造法。人工组织、人工器官应用于临床，其原理也正是据此。

[例 9-4]

先天性或后天性引起的，或由外伤导致的骨骼缺损需要使用骨骼替代材料进行修复。临床使用的人工骨或人工关节的材料主要是金属合金和高分子材料。氧化铝、铬合金及钛合金等金属材料制作的人工关节，具有较好的机械特性和抗腐蚀性；高密度聚乙烯、硅橡胶等，可塑性强，生物相容性好；生物材料制成的人工骨，能为骨本身容纳和接受，在被吸收消失之前，植入物不仅结构与人骨相似，而且具有支架作用的功能，以后还能逐渐为新骨所代替。

功能模拟仿生法。根据功能具有相对独立性，如异构同功的原理，人们可以进行功能模拟。功能模拟法不要求在要素和结构上与原型相同，仅仅要求模型和原型在外部功能上相类似。

[例 9-5]

心脏瓣膜有严重狭窄和关闭不全时，心脏负担加重，可导致左心或右心衰竭。人工瓣膜替换术是治疗严重瓣膜疾病的理想方法。目前临床使用的心脏瓣膜种类很多有合金金属瓣膜、生物组织瓣膜等等。其基本原理都是模拟人体心脏瓣膜的功能。

（三）遗传与变异

生命的进化，是氤氲着哲理的世界，涌动着必然和偶然的玄机，充满了绝对和相对的辩证、相互制衡的关联、主要和次要的流转、进化和退化的博弈。生命是偶然的变异、自然的选择、个体基因稳定传递的交集。

1. 相对绝对的辩证

遗传是生命的基本特征。世界上现存的生物种类，大至几十吨的巨鲸，小至仅有二三百个核苷酸的类病毒，都有一种不同于非生物的特点——繁殖。物生其类，传宗接代，这种一个物种只产生同一物种的后代，这些后代又都继承着上一代的各种基本特征的现象，就是遗传。正是因为遗传现象的存在，人类才能保持形态、生理和生化等特征的相对稳定。

变异是指生物体子代与亲代之间遗传基因发生改变的现象。变异分两大类，即可遗传变异与不可遗传变异。现代遗传学表明，不可遗传变异与进化无关，与进化有关的是可遗传变异，其方式有基因重组、基因突变和染色体变异。可遗传变异使遗传有了新的内容,也使生物的漫长生命连续系统得以持续的发展、进化。没有遗传,不可能保持性状和物种的相对稳定性;没有变异,不会产生新的性状,也就不可能有物种的进化和新品种的选育。

在生命进化的情境中,遗传和变异具有相对和绝对的哲学属性。在有性繁殖的亲代和子代之间,由于环境的变动,因此变异是绝对的、无条件的,即在任何情况下,变异都会发生。变异是不断发生的,处于显著的变动状态,在一定意义上说,它是能动的革命的力量,不具有一定的方向性,使物种不断进化。

物种的形式或者保持不变,或者变成另一种新的物质,这完全取决于遗传或适应谁占优势。遗传是相对的,是有条件的。遗传是相当稳定的,处于相对静止的状态。在一定意义上说它是不变的、保守的力量,具有一定的方向性,使物种保持恒定。

2. 相互制衡的关联

遗传和变异相互依存,相互制约。遗传必须是有变异的遗传,遗传是过去变异的结果,没有变异,由于外界环境的变化,生物就不能适应环境的生存,因此也就没有遗传;变异必须是成为能遗传的变异,没有遗传,变异了的生物新品种和新性状就不能保存和积累起来,变异也就失去了自身的意义。遗传和变异在生物进化中的相互作用属于非线性的联系。

从生物进化的角度来看,变异是生物从低级发展到高级的条件,也是进化的基础。遗传与变异在一定条件下相互转化,即遗传性的改变表现为变异性,变异性的稳定和传代就是遗传性。

在人类进化过程中有多种因素在发挥作用:遗传、变异、自然、社会、劳动、营养等等因素。但这些因素之中,基因变异和自然选择是最为关键的。人类的进化是通过基因的偶然变异和自然选择而实现的。无论是基因变异还是自然选择都是偶然王国中的情节,难以预测、不可预见。人类的生命,就是偶然变异的结果。

3. 主要、次要的流转

遗传使物种保持相对稳定;变异则是使物种的进化成为可能,其实质是在环境因素的作用下,机体在各种形态、生理等各方面获得了某些不是来自于亲代的一些新的特征;如果没有遗传现象,世界上的各个物种就不可能一代一代地延续下去;同样,若没有变异现象的存在,地球上的生命只能永远停留在最原始的类型,也不可能构成形形色色的生物界,更不可能有人类进化的历史。所以说遗传与变异的矛盾是生物发展和变化的主要矛盾,在生物进化过程中起决定作用。

对于稳定品种的有机体,遗传是矛盾的主要方面,变异是次要方面,这样才可保持其特性一定的稳定和相对不变。但有时由于某种原因,变异会成为主要矛盾,遗传成为次要的,这时有机体的某些特征和特性就会发生改变,从而引起了生物的变化和发展。

遗传和变异的地位在一定条件下相互转化。相互转化的方向或者说遗传和变异谁占优势,取决于当代和上代生存的环境。在当代和上一代生存的环境条件基本相同时,生物的遗传性占优势;当代和上一代生存的环境条件差异较大时,生物的变异性就占优势。这种优势地位的互相转化是通过遗传的物质基础实现的。当遗传基础产生了变异,这时遗传性转变为变异性;当这种变异性通过选择的考验保留下来,遗传下去,进一步丰富了原有的遗传基础,这时变异性又转化为遗传性。

(四) 动态与稳态

动态是人之生命存在的显著状态,因而才有恩格斯的名言:生命在于运动。然而,人的生命存在不仅具有绝对的动态形式,还具有相对的稳态条件。19世纪法国生理学家贝尔纳认为,内环境的恒定是自由和独立的生命赖以维持的条件。1926年,美国生理学家坎农提出"内稳态"的概念并解释说,内稳态并没有某物是稳定的、不变的和停滞不动的意思,而是指一种条件——一种可能是变化的但又相对恒定的条件。人的生命之舞不仅需要快三劲舞,也需要慢三的悠闲。美仑美奂的生命是动态之旋律和稳态之节拍的和谐。

1. 生命过程的基本状态

动态和稳态都是生命存在的基本状态。动态是人体内环境诸因素之间、机体与外环境之间相互联系的显著运动和变化的状态;稳态是人体内环境诸因素之间、机体与外环境之间相互联系的相对恒定和稳定的状态。

人的生命动态形式集自然界机械的、物理的、化学的等各种运动形式于一身,是各种自然运动形式的统一体。人体中的机械运动是大量存在的。

人体内的生物化学反应是生命活动的基础。代谢的每一过程都包含着复杂的化学反应。所以研究人体内的化学运动,对于揭示生命的本质、病理本质及其生物学表现的机理,都具有重大意义。

人的生命动态形式的本质在于自然运动形式以外,还有更重要的活动形式,即社会活动和心理活动。人是社会的人,人的社会属性是人的本质属性,社会活动是人的生命的基本表现形式。人的心理活动是人特有的活动形式,是人区别于其他动物的特征。人的心理活动与人的其他运动形式密切联系,相互影响,共同作用于人的内环境,对人的健康状态有着极其重要的意义。

人的生命的稳态形式是动态形式的特殊表现。坎农1932年在《人体的智慧》一书中指出:稳态描述的是维持内环境稳定的自我调节过程。内环境的稳定不是靠使生物与环境隔开,而是靠不断地调节体内的各种生理过程。稳态是一种动态的平衡,不是恒定不变;各个组成部分不断地改变,而整个系统却保持稳定。稳态是神经、内分泌以及血液缓冲作用的结果。生命现象不能完全分成物理化学过程,即生命系统各部分的结构及其相互作用与简单的物理化学过程不同。生物体是一个整体,每一部分都有其自己的功能,但要通过各种控制过程对各部分进行整合。

2. 动态与稳态的相互制约

生命的动态过程是无条件的。生命体是个开放的系统,自身的运动、与外环境的物质交换一刻不停。离开这种运动状态,就没有生命可言。稳态是动态的一种特殊形式,稳态是相对的、有条件的,是通过动态来实现的。

动态和稳态是相互包含的。稳态之中存在着动态的因素,动态之中存在着稳态的成分。无论是机体的动态还是机体的稳态都不是单一的、固定的状态。没有脱离动态的稳态,也没有脱离稳态的动态。稳态或者动态仅仅是指它们在生命运动中以何种形式表现而已。

动态和稳态是相互转化的。当具备了一定的条件,动态和稳态的地位会发生转化。当稳态系统中增加或减少某一因素,或者是改变某一因素的强度,达到一定值的时候,就可能破坏原来的状态,转化为动态。

近代科学史上,在动态与稳态的关系上,曾经产生过两种不正确的观点,一种认为只有稳态才是正常状态,而动态则意味着紊乱,是暂时的,不正常的状态;另一种则认为机体总是处于绝对的动态过程中,稳态是不正常的状态。这实际上是不理解动态和稳态的对立统一的辩证关系,将两者割裂开来,而不是看成一个不可分割的统一过程。

3. 具有临床价值的思维方式

临床上为了诊断的需要,常常要做一些检验,看看是否"正常"。这些人体检验的参考值,也就是人体内稳态的反映,是生命过程相对静止的表现,是机体保持稳态的"度"或范围。偏离这一范围,过高或过低都将影响正常的生命活动,可能引起疾病,甚至导致死亡。

[例 9-6]

人体肠内菌群包含 400 多种,其中 95% 以上为厌氧菌。菌群之间互相拮抗又互相依存,正常情况下其数量与分布相对稳定,维持一个微生态的平衡。

患者是一个处在不停运动中的生命有机体,疾病是动态平衡破裂的过程,这就要求医学工作者不能孤立、静止地研究生命过程中的各种现象,要在运动中把握联系,在联系中把握运动。维持正常的动态平衡是人体健康的根本条件。一般在正常情况下,人体通过自身的调控系统,保持着内环境和外环境的动态平衡。当遇到一定质和量的致病因素时,人体调控系统发生障碍,动态平衡破裂,人体无法适应不断变化着的内外环境,易罹患各种疾病。医生的职责,就是通过各种手段(机械的、物理的、化学的、生物的和心理的),促使机体动态平衡的恢复。

动态原则的基本要求是:疾病的发生发展是一个过程,因此,诊断必须是动态的诊断;疾病的转归也是一个过程,充满动与静的辩证统一,因此,治疗应提倡动静结合的积极方法。

一定的医学理论、一定的临床经验、一定的治疗方法,是一定医学实践的产物。随着实践的发展,人们的认识必然不断有所提高。因此,对现有的医学理论、临床经验、治疗手段应在充分认识的基础上辩证地、发展地看待它们,而不是因循守旧,将之看成是不可更改的信条。

(五)局部与整体

1. 内涵与特性

(1)人体整体的概念

人体的整体是由机体的各内在要素相互联系构成的统一体及其生命的全过程,是人体的结构和功能、生理和心理及其相互作用的辩证统一。

人体的整体有两个特性:第一,整体联系的普遍性。任何一个整体的内在要素之间都相互联系、相互作用;任何一个整体都同其他事物发生广泛的联系,都不能脱离其他事物而存在,不能同其他事物完全"绝缘"。人体的整体也同样如此。整体内部之间的联系和整体之间联系的普遍性反映了客观事物之间的普遍联系。第二,整体的层次性。人体作为一个统一的整体,在自然界中都有其独立存在的根据。但这种独立存在性是相对的,它既是独立存在的事物,同时一方面是更高层次的组成部分,另一方面还可分解为低一级的不同层次。每一层次都是上一层次的组成部分,同时本身又包含更深的层次。每一层次都有自己的特殊规律。

(2) 人体局部的概念

人体的局部是指组成机体的各个要素、不同组成部分及其生命发展全过程的某一个阶段。对人这个整体来说,消化系统、神经系统、四肢、肠胃等器官就是局部;对于生命的全过程来说,中年阶段也是局部。

人体局部的主要特性是对整体的依赖性。部分是构成整体的成分,是整体的部分。它依赖着整体而存在,脱离了整体就不成其为原来意义上的部分了。

(3) 系统论视野中的人体整体与局部

从系统论的观点来看,人体自身就是一个整体,就是一个系统,但同时又是整个自然系统中的一个要素、一个部分、一个子系统。整个自然系统是由相互联系的各种要素或子系统组成:量子—分子—细胞—组织—组织系统—人体—家庭—社区—社会—生物圈。每个子系统在其功能上是整合的,并且是相对独立的,它也通过反馈作用借助信息流同其他系统发生联系。因而,某一子系统的障碍可以影响其他子系统,首先受到影响的是与其关系最密切的子系统。

2. 人体整体与局部的复杂联系

(1) 整体对局部的依赖

人体整体对局部的依赖,首先表现在人体的结构上。人体的整体结构,包含着若干组成部分。无机物的组成部分往往是均匀同质的成分的组合,复杂有机体的构成成分是高度分化的,按照严格的规律和次序排列着的统一整体。

人体整体对局部的依赖,除了表现在结构上之外,还表现在功能上,即整体的功能通过各个部分来实现。人体新陈代谢的整体功能就是由各个局部器官的功能活动相互配合的功能协同完成的:消化器官消化食物,吸收营养;肺脏进行气体交换;血液循环将营养物质和氧气运送至全身器官和细胞,并将代谢废物运送至肾脏,经滤过后排除体外;免疫系统抵御外界致病因子的侵袭;感觉器官接受刺激传送给大脑;运动器官接受大脑的指令而完成动作。

人体整体的生命活动,就是许多局部器官协调一致活动的结果。因此,整体具有各个部分在孤立状态下所没有的特性,即整体的特征。

(2) 局部对整体的依赖

人体局部是整体的组成成分,离开了整体的局部,就不再是原来意义上的局部了。

[例9-7]

黑格尔说:"不应把动物的四肢和各种器官只看作动物的各个部分。因为四肢和各种器官只有在它们的统一体中才是四肢和各种器官,它们绝不是和它们的统一体毫无关系的四肢和各种器官。四肢和各种器官只有通过解剖学家的手才变成单纯的部分;但这个解剖学家这时所碰到的已不是活的躯体,而是死尸。"[2]

(3) 人体整体与局部关系的复杂性

人体整体与局部地位和作用的不均衡性。在维持整个生命活动的过程中,人体的各个局部的地位和作用并不是简单的等大、等势的关系。其中由一部分起着主导的、主要的、决定的作用,而另一部分则起着从属的作用。在某些病变部位危及整体安全时,可以摘除病变脏器、截去伤残肢体。但是,对于某些局部,特别是人体的重要器官甚至器官局部的损伤及其处理,往往会成为决定整体性质和发展趋势的关键。因此,脑干出血的严重性要比基底节腔隙梗塞要大得多。

人体整体功能与局部功能之和的不对等性。整体的功能和力量不等同于局部功能和力量的总和。由于系统整体的功能以整体结构为基础,而局部组成整体的结构有合理与不合理、有序和无序、最优和次优之分,当局部构成整体的结构处于无序、不合理状况时,其整体功能和力量小于各局部之总和;当局部构成整体的结构处于有序、合理状况时,其整体功能和力量就大于各局部之总和。正因为存在着整体功能等于甚至小于各部分之总和的情况,而我们的目标是要实现系统整体功能大于局部之总和。所以，我们需要认真研究局部组成整体结构的合理、最优化的问题，以提高整体的功能。人体在长期的进化过程中，其整体的结构组成达到了相当合理和精妙的地步。各个部分密切合作，协调一致，合理分工。人体正常生命活动，就是依靠各个组织、器官、系统的通力协作来完成的。

人体局部对整体信息的蕴涵性。自然界的某些局部包含着整体的全部要素，是整体的缩影。这种现象在无机物中是很明显的。如整块岩石，只要是均匀同质的，其中每个局部都是整块岩石成比例的缩小。低等生物的每个部分都包含着整体的发育信息，都可能再生出整体，这已被蚯蚓和海胆实验所证实。高等动物是高度分化、十分复杂的有机体，其生殖细胞保留着全部遗传信息，在有性繁殖的条件下，可以发育成为一个新的个体。高等动物包括人体的每一个细胞也带有整体的信息。在一定条件下。这些信息可以表达。这是克隆技术成为可能的基本前提。

（4）人体局部与局部的复杂联系

局部的相对独立性。尽管人体的每一个局部都服从于整体，但同时局部具有一定程度和一定范围的自主性和相对独立性。这里的"一定程度"和"一定范围"是指不离开整体的制约。相对独立性意味着局部可以保持着某种特定性状。越是高等动物，其结构、功能的复杂化程度越高，局部的相对独立性的限度越小。低等动物局部的相对独立性可以最大，甚至部分离开了整体还能重建一个整体（如海胆、鞭毛虫、海绵等等）。

局部的相对独立性，会导致局部的病理变化程度和全身状况之间不一致的情况。如临床上有这样的情况：全身状况很严重，但局部表现却不明显；局部表现很微弱，而全身反应很严重；或丧失某个局部器官，而整体状况却不受严重影响。这是由于不同的局部，在整体中的地位和作用不同、与其他局部的关系不同、与整体功能的联系不同而形成的。

[例9-8]

个体在失去一侧肾脏、部分肺切除、脾切除、扁桃体切除的情况下，仍能维持健康状态；这是整体的代偿能力在发挥作用；但是延脑或甲状旁腺小体的极其微小的损伤却会引起严重的疾患，这是不同的局部在整体中的地位和作用不同所导致的。

人体局部与局部之间的相互制约。为了适应整体活动的需要，在局部与局部之间,表现为互为前提、相互制约的一系列相应变化。

[例9-9]

体力劳动时有关骨骼肌彼此协调地收缩与舒张,呼吸心跳加快,血流加速,局部肌肉血管扩张,汗腺分泌增加,以提供足够的能量。肾脏排酸,产氨机能也随着代谢和血液酸碱度的变化而变化,以保持水电解质的平衡,维持内环境的稳定。

总之,在人体这个统一整体中,任何一个局部变化都不是孤立的,或迟或早,或多或少都会影响到其他局部,最终导致整体变化。

3. 局部与整体的解读

(1) 生理学的视角

现代生理学认为,生命活动的实质是整体水平的新陈代谢活动,细胞与组织液、组织液与血液之间通过不断的物质交换,实现了营养供应、信息传递、废物排泄等各种机能活动的协调同步和整体统一。而消化、吸收、呼吸、循环、排泄等重要生命活动都是在进行各自新陈代谢的同时又互相联系,有序进行的整体协调活动。这些活动,决非被动的机械的局部反应,而是能动地通过神经—体液的作用紧密联系的整体反应。

(2) 病理学的视角

现代病理学认为,任何局部病变过程都是整体性反应,局部的病理变化总是受整体的影响,同时又影响着整体,两者之间存在着不可分割的联系。局部病变和整体状况的对立统一表现在局部病变影响整体状况,整体状况制约局部病变。两者不可分割地联系在一起。

局部病变影响整体状况。局部病变影响整体功能的发挥。在疾病发展过程中,局部的病理改变常常不是孤立的,它可以通过不同途径,影响整体功能的发挥。使机体正常的生命活动受到限制、抑制等不同程度的影响。

局部病变导致机体失衡。在致病因子的作用下,机体内各系统的器官往往产生相互协调的作用,建立抗损害的斗争体系,但如果损害力量过于强大、时间持久或机体抗损害力量相对弱小,体内的动态平衡将受到破坏。

局部病变引起全身反应。局部损伤合并细菌感染的炎症反应,临床上局部可有红肿热痛及功能障碍等炎性特征性表现。而且可以由于细菌侵入血液产生毒素引起发热。血液中白细胞有不同程度的上升,网状内皮细胞增生等全身反应。

局部病变引发多系统症状。在侵入血液的细菌数量多、毒力大、机体抵抗力低下的情况下,可引起败血症而出现神经、呼吸、消化等系统复杂多样的临床病象。局部病变导致多器官功能衰竭,导致死亡。

整体状况对局部病变的制约。局部病变往往以整体变化为前提,如局部病变的发生过程,是一个受整体环境影响的过程。在休克的早期,往往只有脉搏增快或脉压差缩小,并无低血压或少尿等表现。这是因为心脏输出功能或血管运动功能与循环血容量发生矛盾时,总是先由整体通过神经和体液系统调节心脏搏动和血管运动来进行代偿的。只有代偿不足的情况下,才会出现循环障碍。局部病变往往是整体变化造成的继发性损害。

[例9-10]
当机体防御功能健全,可促进局部炎症的吸收、修复、痊愈;相反,便是局部病灶的蔓延。风湿热可以造成心瓣膜损坏或局部关节病变;脓毒败血症可以继发肝脓肿等。全身性疾病往往通过局部病变表现出来,如风湿热是一种全身性反应性疾病。但它往往可以风湿性关节炎或风湿性心瓣膜病变为主要表现。

局部病变和整体状况在一定条件下相互渗透、相互转化。疾病的局部病变和整体状况相互渗透,如某些病征,既有局部因素,又有全身因素。也可能是全身性、系统性疾病在局部的表现;有的特发于某个局部,有的为疾病早期在局部的表现。有的症状表现,既可能是局部因素所致,也可能是系统疾病所致,还可能是两种因素都起了一定作用。

局部病变和整体状况在一定条件下可以相互转化。当整体状况较好的条件下,某些全身性疾病常常表现为以局部病变为主;当病程迁延不愈,局部变化又会导致全身性的改变。

(3) 诊断学的视角

从整体与局部的关系入手,是诊断思维的基本途径。

现代医学诊断疾病的思维途径之一是通过对整体性表现的分析,去发现某些局部病变。如通过对全身发热的热型、时间、程度、伴随症状等的分析,得出属于某一局部炎症的结论;通过对全身性浮肿的部位、性质、发展速度乃至水液的颜色、气味、比重、成分等特征的分析,分别认定其病变在心、在肝或在肾。

现代医学诊断疾病的思维途径之二是通过对某些局部症状的分析,而确认其属于其他部位或全身性疾病。如紫绀虽是口唇或指端的表现,但却是其他部位诸如肺、心、血液、血管等多种疾病的重要诊断线索;呕吐虽表现在消化道,但也常是其他多种非消化道疾病的判定依据。这两种诊断形式的基点都是整体和局部相互影响、相互作用的关系。

局部定位思想是诊断思维的重要形式。临床诊断中的局部定位思想,即在对疾病的认识过程中,主要以局部组织结构上的定位为基础,来判定病变在解剖上的特异性。局部定位思想强调病变部位的病理改变,使人们对疾病的认识具体化,对临床医学的发展起到积极的促进作用。人们的认识从局部或病灶开始,才能使研究深入。如果没有对局部变化的深入认识,也就无从认识整体和整个疾病过程,而只能是一个笼统的、模糊的甚至是抽象的认识。因此,根据局部定位思想,把握病变局部的病理变化,对了解整个疾病过程,有针对性地采取有效治疗措施,都是具有重要指导意义的。继续对局部或病灶进行深入的研究,是现代医学发展中的一个重要课题和途径。现代医学的发展,要求继续对机能失调、代谢紊乱、免疫缺陷、肿瘤发生、遗传性疾病的发生和发展作局部深入的研究。对各种新型药物的药理作用机制的研究,也要求深入到亚细胞和分子的水平。现代科学技术发展,已使过去无法观察到和进行定量分析的复杂变化日益成为重要的研究课题,并取得了重大进展。这就使人们能够在更深的层次上揭示出疾病的内在联系。在临床上,局部病变也常常是决定整个疾病进程的矛盾主要方面。这时,对病变的定位定性就更加重要。

疾病的表现和过程都是一系列具有内在联系的局部变化构成的。这就要求我们具体地分析局部变化的相互关系,从局部与整体的统一上,全面地认识局部的内容和本质。如果离开局部变化之间的相互联系,不是把疾病作为一个整体动态过程来考查,就往往会导致对疾病认识的错误或遇到以下一些困难:

一种情况是,局部病变与功能障碍之间不一致。

另一种情况是,由于患者代偿功能不同,即使同一局部疾病,其症状表现也不尽一致,甚至相去甚远。

诸如此类疾病过程中出现的不同情况,如果用疾病形态变化为根据来考虑诊断,则很难理解疾病的本质和复杂性。

总之,任何疾病既是局部的,又是整体的;各个局部的相互作用,构成了疾病过程的复杂性。当然,局部变化作为机体变化的原因或是结果,能够一定程度上反映整体的变化,但局部变化并不等于整体变化。局部定位思想在认识过程中有的忽略了复杂的整体联系,不能全面地反映局部形态变化与整体状况之间的有机联系。在考虑诊断时,应考虑到局部定位思想的局限性。

(4) 治疗学的视角

现代医学以根除病因、对症治疗、全身调理作为治疗的三大原则,具有浓厚的整体认识论色彩。比如高血压治疗,治疗高血压所至的头痛,并非只是单纯止痛,而主要是通过控制血压而达到治疗目的的;降压治疗也并非单纯降血压,而是有诸如软化血管、改善血流变、饮食疗法、精神疗法、体育疗法等多种整体治疗方法。

(5) 分子生物学的视角

现代分子生物学认为,生命活动的任何反应,在分子生物学层次上看,都是对信息实现调控和整合的结果,首先是对体内各种激素传递的信息进行调控和整合的结果。在这个意义上说,生命体的任何反应,包括看来似乎是纯粹局部的反应,都是一种整体反应。

[例 9-11]

内分泌现象并非是内分泌系统所特有的,而是各个系统内普遍存在的事实。非内分泌器官的内分泌现象早在 1902 年就由 Bsyliss 和 Stsrling 发现了。他们发现的这种激素是胰液素。此后,人们又陆续发现胃肠道、肾脏、心脏、肺脏等均可以产生内分泌物质,并进一步认识到,相同的器官、系统可以分泌多种不同的激素,不同的器官系统也可以分泌相同的激素。各种激素的作用十分复杂,但可以用传递信息这一功能统一解释。

信息的传递,把人体内的细胞与细胞之间、器官与器官之间、组织与组织之间、系统与系统之间紧密地联系在一起了。正是由于这些信息物质在体内的不停运动,传递着来自体内外的各种信息,才使人体真正构成一个有机整体,协调完美地完成生命的各种机能。

4. 临床认识的有效途径

(1) 提高诊断质量的重要途径

临床疾病的诊断过程中正误两方面的经验与教训经常告诫人们,正确处理好局部病变与整体状况之间的关系,是提高诊断水平、减少误诊、漏诊的重要途径之一。

在局部病变中,有相当一部分是全身性疾病引起的局部反应或局部症状而到某一专科就诊。

[例9-12]

重症肌无力首先出现的上睑下垂;甲状腺功能亢进首先出现的眼球突出;蝶鞍肿瘤首先出现的视物模糊、视野缺损等等,均可能先到眼科就诊。对这类患者稍有疏忽极易误诊。这就要求临床医生综合地看待局部病变和整体状况的关系,通过局部的病态表现追溯到整体进行思考,从而得出正确的判断。

临床中,还有相当一部分患者,其病在局部,而症状表现于身体其他系统。因眼肌麻痹而引起的斜颈患者,往往首先考虑的是颈部骨骼或肌肉的病变而就诊于外科;因屈光不正,眼外肌不平衡,过度调节产生的睫状肌痉挛或双眼视力不协调而引起的头痛,往往首先考虑的是血管神经性头痛、高血压、脑动脉硬化而就诊于内科等等。对这类疾病稍有疏忽亦易误诊。这就要求临床医生具备多学科的理论知识,既要看到机体所表现的疾病状态,又要注意身体某个局部潜在的疾病,将全身症状和局部病变有机地联系起来而求得正确的诊断。

(2) 提高治疗质量的重要方法

从治疗的角度看局部病变和整体状况的关系,可具体反映在局部治疗和整体治疗上。所谓全身治疗是指改善器官的功能和代谢状况,增强个体身体抗病能力所采取的治疗措施,如合理补液、纠正水电解质紊乱、静脉高营养等,都属于全身治疗措施。所谓局部治疗,是针对局部器官、症状所采取的治疗措施,其作用具有较明显的局部性质。例如局部清创术、扩张冠状动脉的药物治疗等等,都属于局部治疗。全身治疗和局部治疗的概念是相对的。全身治疗对于局部、局部治疗对于全身都会产生一定影响。

在临床治疗过程中,全身治疗和局部治疗都是必要的。一般说来,全身治疗改善全身状态,可以支持局部治疗收到事半功倍的效果。而且,随着临床实践的发展,代谢性和功能性的疾病日益增多,许多疾病并不能找到明显病灶,它们的发生,主要是由于组织器官之间相互关系的紊乱。

[例9-13]

闭经、经前腹痛等月经异常,是由于大脑皮层、下丘脑、脑垂体前叶和卵巢之间的相互关系紊乱,从而使子宫内膜的周期性变化失常。解决这类问题,应从整体和局部之间的关系入手。又如,恶性肿瘤的治疗,无论是采用手术方法还是化学疗法,效果都不满意。目前已开始注意到提高机体的免疫机能。此外,对免疫缺陷病、变态反应性疾病、自身免疫性疾病、血液病、传染病以及寄生虫病等,也开始从局部和整体的联系上进行研究。

但是,在有些情况下,局部治疗则成为当务之急,成为全身治疗的前提。如局部大出血。

疾病的过程是复杂的、变化的过程,全身治疗和局部治疗也要根据具体病情的需要加以恰当使用,使二者相互促进,充分发挥各自的治疗作用。

总之,全身治疗和局部治疗何者为主,要从全局出发,视疾病的实际情况而定。具体说来,要注意以下几点:

首先,局部治疗和全身治疗各有各的作用,各有各的适用范围,二者不能相互取代。对开放性骨折,注射抗生素的全身治疗,代替不了局部清创、复位、固定;同样,局部处理也代替不了全身治疗。

其次,局部治疗和全身治疗又互相贯通,互相转化。一般来说,全身治疗是主要的。全身功能和代谢良好,局部病灶的治疗就可以收到比较好的效果。但在一定条件下局部治疗有时也会转化为矛盾的主要方面,对病人的康复起着主导的、决定的作用。

再次,局部治疗与全身治疗相辅相成,在临床治疗中应注意局部治疗和全身治疗的有机结合。一味强调全身治疗,而忽视局部治疗;或者相反,效果都不会理想

(六) 正常和异常

1. 正常和异常的标准

正常和异常的一般界定通常有四个标准:经验标准、价值标准、文化标准和数值标准。

经验标准。在日常的生活和工作中,人们对正常和异常的区分,常常

是凭借自己的生活经验或工作经验。运用经验标准判定正常或异常时,主要是通过感觉、直觉、记忆、类比推理、思维定势等方法,而不是通过严格的程序去论证或实验。因此,经验标准的或然性比较明显。

价值标准。人们的认识过程,总是有意无意地在自己的价值系统内操作,用某种价值尺度来评判对象的好坏优劣、正常异常。随着价值观念的不同,对同一事物正常和异常的界定有差异,甚至会得出截然不同的结论。

文化标准。人们对正常和异常的认识,受到文化环境的制约,在某一文化环境中被认为是正常的,在另一个文化环境中可能被认为是异常的。在同一个社会中,主流文化在区分正常和异常的时候往往占据主导地位。

数值标准。价值标准和文化标准是对对象正常和异常质的描述,也可以称之为质的标准;数值标准是对对象正常和异常量的描述,也可以称之为量的标准。数值标准的方法很多,通常情况下,运用的比较多的是统计学方法。

2. 正常和异常的判定

广义的正常和异常。采用量的标准判断,正常指同类群体中的大多数;异常是与正常相比较,指同类群体中的少数,且只指同类群体中所占数量的多少,没有好坏优劣的价值判断。

次广义的正常和异常。采用质的标准和量的标准相结合判断。正常指同类群体中的大多数;异常指同类群体中的少数,且不仅仅指同类群体中所占数量的多少,还有好坏优劣的价值判断。

狭义的正常和异常。正常指同类群体中的大多数;异常指同类群体中的少数。不仅指同类群体中所占数量的多少,还有好坏优劣的价值判断;且隐含着这样的价值判断作为前提:正常的大多数是好的和优的,异常的少数是坏的和劣的。

判定正常和异常遇到的困难,主要来自于个别事物和整体关系的复杂性。讨论正常和异常这个话语,需要将正常和异常放在一个适当的语境之中,即不能离开结构、功能、环境、文化、历史的语境,正如恩格尔哈特指出的那样:"异常是在具体的期望境遇中被认为是异常的"。[3]要素是否正常,可以通过其在系统中是否发挥了使系统有序协调的作用来判定;判定其功能的正常与异常与否,可通过系统与环境、个别事物与整体之间相互联结的秩序和约束关系是否协调统一来进行。系统的环境指系统周围所存在的一切与系统发生作用的相关因素的总和,是系统产生、存在与演化的土壤,而且通常包含着众多复杂多变的环境因子。环境的正常与异常,集中表现在能否为系统功能的发挥提供充足的条件。

3. 躯体的正常和异常

现代医学标记躯体正常与异常的功能参数大多是统计学意义上的阈值范围。依据对特定的人群中某个性状或情况发生的频率的测定,在均数两个标准差以外的,往往被认为是异常的。由于大多数生物学测量不呈正态分布,所以人们常用实际分布中的某个分数表示异常。统计学标准适用于如高血压一类的疾病,如舒张压大于 90 毫米汞柱便可诊断为高血压。

临床医生对躯体正常和异常评判,往往依据医学价值标准。这个标准往往同是否有疾病相联系。"有些问题成为医学问题是因为它们被判断为具有负价值。它们被看做病理学问题。它们同哀痛或痛苦联系在一起。"[4]也就是说,把那些有临床意义的、偏离健康的、和疾病甚至死亡相联系的情况叫做异常;反之,即为正常或云"未见异常"。医学价值标准还同是否需要治疗、是否能够治疗相联系。需要且能够治疗的属于异常,不需要治疗的,属于正常。

文化价值标准。在不同的文化和历史条件下,人们断定正常与异常、健康与疾病的标准是不同的。有些问题成为医学问题是由于他们被判断为具有文化意义上的负价值。美国学者恩格尔哈特教授认为"健康和疾病判断的核心是价值判断"。当人们所持有的文化价值观念和目标不同时,正常和异常、健康与疾病的判断就会出现问题。如关于同性恋是否是异常和疾病的问题,不同文化价值的人群观点差异很大。某小岛上全是白化病人,日出而息,日落而作,被称为"月光人"。在他们的观念里,显然这是正常的。

4. 心理的正常和异常

美国人本主义心理学家马斯洛认为,人的正常心理是人对环境应答的能力,表现为 10 个方面。一是要有充分的适应能力,能够适应自己工作、生活、学习的环境;二是要有充分了解自己的能力;三是设置切合实际的生活目标的能力,不要好高骛远,也不要妄自菲薄;四是能与现实环境保持接触的能力,不要逃避不利于自己的环境,要积极参与各种活动,与社会多接触、多融合;五是能保持人格的完整和谐的能力,不断完善自己;六是要具有从经验中学习的能力;七是能保持良好的人际关系的能力;八是建立适度的情绪发泄机制与控制的能力;九是能在不违背集体意志的前提下有限度地发挥个性的能力;十是在社会规范的情况下,满足个人的基本需要的能力。

5. 社会适应的正常或异常

个体的社会适应正常不仅受到个体躯体、心理状况的制约,还受到社会化过程中多种因素制约,诸如:家庭教育、群体关系、社区环境、社会文化、社会风气、婚姻和家庭状况、个人事业的成功、处理人际关系的技术、对社会变迁的适应能力、处理角色冲突和角色脱离的能力等等。正常或异常的社会适应表现在:人际关系协调或人际关系恶劣;有社会责任心或无社会责任心;社会角色扮演尽职或社会角色扮演高频率失败;为合乎社会规范行为或与社会规范相背。

6. 正常与异常的辩证思维

在医学实践中,正常和异常的区分往往被认为是医学思维活动展开的第一步。在许多情况下,这种区分是很重要的。但是,我们要注意到,区分正常与异常的思维,是一种两极化的思维,用非此即彼的方式将观察对象一分为二,忽略了大量中间状态、过渡状态现象的存在。有些对象适合这样划分,而对另一些对象则不一定适合。将这种方法应用于性质和表现多元化、复杂化、可以从不同的角度去认识的事物,往往有悖于其本来面目。在某种意义上说,人的生命过程就是正常和异常的变奏曲,没有必要在任何情况下,都用充满敌意的目光去审视异常。

为了减少人类极端思维方式狭隘所造成的弊端,医学认识主体对区分正常和异常方法的相对性应有充分的了解。如统计学的方法标定正常和异常的相对性表现在:第一,用统计学界限(如95%)划分正常和异常,得到的结果之一是所有疾病的患病率都是一样的,显然,这不是事实本来的面目。第二,统计学意义上的异常的程度和临床疾病的严重程度之间的关系并不稳定;有的病人所测得的数值是在正常值范围内,但他们确实是患者;还有一些"实验室检查,其数值的整个范围(从低到高)都和疾病的危险有关系。如对血清胆固醇来说,从'正常低值'到'正常高值'的范围,发生冠心病的危险几乎增加了3倍"。[5]第三,统计学的正常和异常的划分,对于某些具有个体差异的病人,很难正确揭示其真实状态。

结构与功能的正常和异常,无论是就躯体、组织、细胞、基因哪一个层面而言,都是生命体内部的两极状态,它们相互之间存在着内在的联系,在一定条件下向着自己的对立面转化。

(七) 典型与非典型

1. 典型与非典型的一般含义

所谓典型,现代汉语词典的解释为具有代表性的,或具有代表性的人或事件。强调的是代表性和显明性。相应地,非典型为不具有代表性的,特征不显明的,或不具代表性,特征不显明的人或事件。

典型和非典型作为医学认知活动的结果,表现为具有严谨的逻辑性、系统性和层次性的特点。一般具体化为典型症状、非典型症状;典型体征、非典型体征;典型疾病、非典型疾病;典型病例、非典型病例等等。

临床实践中,人们把在一定条件下表现比较普遍,特征比较明显的症状加以集中和概括,称之为典型症状,典型症状是疾病症状一般的表现形式。[6]在临床实践中,人们把在一定条件下那些不具有常模表现,不反映疾病鲜明、具有代表性特征的症状可称之为非典型症状。非典型症状是疾病症状特殊的表现形式。[7]

典型疾病通常是指人们对其病因、病理、传播途径、症状表现、发病机制、治疗手段以及预后等因素的认识比较明确,并得到临床实践验证的一组疾病。非典型疾病是其要素中诸如病因、病理、传播途径、症状表现、发病机制、治疗手段以及预后等,有一部分是人们目前认识还不明确,临床诊治困难比较大的一组疾病。

典型病例与非典型病例往往和具体病人相联系,包括病因、发病机制、病理解剖、病理生理、症状体征、诊断依据、治疗方案、疗效、预后、流行病学特点、个体差异、好发年龄、地理特征等等方面,与该疾病现有医学理论的吻合度高,这样的病人称为该疾病的典型病例。狭义的典型病例也可特指:具有该疾病比较明显的几个特征的病例,是符合该疾病现有医学理论的典型病例。相应地,疾病特征与现有医学理论吻合度低的病人称为非典型病例。

2. 典型症状、疾病和病例的相对性[8]

(1) 存在的条件性

受人民生活质量的制约。物质生活水平和医疗保健条件的不断提高和改善,使人们身体素质不断提高,人体抗御疾病的能力增强,许多疾病发生发展和程度产生了变化,从而使疾病、症状、病例偏离典型。

受不正规用药状况的制约。医药卫生知识的普及,有利于提高人民群众的健康水平,但同时也出现了患者不正规用药的问题。由于不正规用药,疾病的典型表现受到干扰,呈现不典型状态。

受生态环境的制约。生态环境的恶化,多种污染的相互作用,出现非典型疾病。

受致病因子的制约。包括由于各种原因,致病微生物发生变异或变迁,致使疾病发生非典型化的改变。

受并发症出现的制约。并发症出现后,原有的症状会受到干扰而失去其典型表现。如肺炎球菌性肺炎的典型临床过程可由于以下的并发症而发生改变:肺不张、肺脓肿、感染性休克、肺炎球菌性脑膜炎、肺炎球菌性心内膜炎、肺炎球菌性腹膜炎、肺炎球菌性关节炎等等。

受疾病本身特征的制约。有些疾病在其发病机制、病因病理或发病部位等因素的影响下,没有典型症状。

(2) 典型要素的不完全具备性

疾病的典型症状往往是由一组症状组成的症候群,或者说是由几个要素构成的症状复合体,由于患者的个体差异,典型症状的各种要素常常出现不完全具备状态。

(3) 典型要素出现的过程性

任何事物都有其产生、存在、发展、灭亡的过程。典型要素的出现有一个过程。急性疾病的这个过程急而短,相对集中;而在慢性进行性疾病中,典型症状的出现过程具有时间上的差异。有的疾病的典型症状在疾病发展的过程中相当一段时间后才陆续呈现,使典型症状的过程具有间隔性。

(4) 典型概念的变动性

随着医疗实践和医学理论的不断进展,某些疾病或症状的典型概念也随之变化。

[例 9-14]

支气管哮喘的典型症状为气喘发作,听诊有哮鸣音。但临床上以咳嗽为主要症状而不闻哮鸣音的病例有一定数量的比例。国内《内科》教材给支气管哮喘的定义一般都是:支气管哮喘是一种由于变态反应、植物神经功能失调引起的广泛性、可逆性小支气管痉挛。临床主要表现为发作性呼气性呼吸困难伴有哮鸣音。有的学者提出,这一定义已落后于医学实践,建议予以修改。他提出的关于支气管哮喘的新定义为:"支气管哮喘是一种在支气管高反应性的基础上由变应源或其他因素引起的广泛性气道缩窄性疾病。临床特点为发作性胸闷、咳嗽或以呼气为主的呼吸困难。"支气管哮喘的定义及典型症状的界定发生了变化,因此,哮喘的诊断标准和典型症状的范围也就不再拘泥于哮鸣音的有无了。

3. 典型与非典型的辩证思维

典型是绝对性和相对性的统一。我们强调典型的相对性,并不意味着否定典型的绝对性。典型症状、疾病和病例概括而又集中地反映了疾病的内在矛盾,反映了疾病的本质,因此,诊断学中各种疾病的诊断标准均参照这些典型要素症状而制定,同时,典型症状还是建立诊断假说的基本途径。因此,在临床实践中,注重典型要素的揭示,对于确诊和治疗极有价值。

我们注意到,统计资料和文献报导显示:非典型症状、疾病和病例有明显增多的趋势。有学者分析 2 108 例伤寒病例,其中 845 例误诊。其主要原因是伤寒病的典型症状"发生频度和强度有所改变","有临床症状轻化和不典型的趋向"。疾病的不典型表现,是临床思维中的陷阱,是指向迷途路标。我们强调典型要素相对性,是因为在诊断思维过程中存在着忽视非典型现象的倾向,从而导致误诊误治。有学者曾分析了 9 913 例误诊的认识论原因。其中以症状不典型为误诊的首要原因的有 2 599 例,占近万例误诊总数的 26.0%,据各种误诊认识论原因之首。这说明,临床实践中,在疾病典型、症状典型和病例典型的情况下,作出正确的诊断并非很难,但在与之相反的情况下,不误诊却不容易。认识和研究疾病的不典型表现,是临床思维的难点和重点。

(八) 特殊病征和一般病征

1. 特殊病征和一般病征的内涵

临床医生收集到的各种临床资料,概括说来有两类:即特殊病征和一般病征。

特殊病征和一般病征都是疾病的外部表现形式,都由疾病的本质所决定。两者在一定的参照系上相比较而存在。作为疾病的症征,从逻辑上判断,特殊病征的出现意味着该疾病的必然性;但并不意味着该症状不可或缺。只要该症状出现,必然肯定该疾病的存在,而该疾病的存在并不意味着该症状必然出现。即该症状的出现是该疾病存在的充分而非必要条件。从病因上分析,在单一病因或特异性病因所致疾病此种特殊病征出现的可能性较大。从疾病的机制上,特殊病征多表现在单一机制上。特殊病征多表现在病变机体的局部,而非整体。相应地,一般病征,在逻辑上对于判断是否某种疾病无特殊意义;在多病因因果网络模式中出现的机会多;在疾病的机制上,往往是两种或两种以上的疾病机制共同作用;因而往往表现为多器官、多系统的、整体的或全身性的症状。病因、机制、部位往往相互交融、相互联系,并与病程有关,这也是一般病征的存在更为普遍的原因。

疾病的特殊病征和一般病征相互区别的。一般病征中概括地体现了疾病过程中共同的、本质的东西,而舍弃了特殊病征中具体的特性;特殊病征作为疾病特殊矛盾的反映而表现各异,千差万别。

疾病的一般病征和特殊病征又是统一的。一方面,一般病征存在于特殊病征之中,通过特殊病征表现出来,而特殊病征也总是与一般病征相联系而存在的;另一方面,一般病征和特殊病征在一定条件下相互转化。一般病征和特殊病征的联系和区别还体现在其诊断意义的差异上。一般说来,特殊病征由于比较直接地反映"这一个"病变的本质特点,从而可以直接构成诊断依据。一般病征反映的是共性的东西,故不能直接作为诊断依据。

2. 特殊病征的绝对性和相对性

特殊病征往往提供了判断病变性质的依据。

患者有明显的肌肉症状(疼痛、无力),究竟是进行性肌营养不良,还是重症肌无力,或是皮肌炎?这就要对特殊病征进行具体分析。若患者有皮疹、肌酸尿,休息后无缓解,而且不是从幼年开始,这些特点提示不是进行性肌营养不良,也不是重症肌无力,而是皮肌炎。离开了对特殊病征的具体分析,将难以判定疾病的本质。

特殊病征往往可以提示病变部位。

[例 9-15]

有高血压病史的老年患者突然昏倒,血压很高,并出现左侧偏瘫体症,检查脑脊液呈血性且压力增高,说明患者为高压动脉硬化性脑出血。如果患者右侧瞳孔较大,头和两眼偏向右侧,这个特点提示病变在右侧内囊。若患者昏倒后四肢瘫痪,两眼瞳孔高度缩小,且不久就发烧,这个特点说明病变是桥脑出血。如果患者瞳孔无特殊变化,偏瘫不明显,昏迷后有剧烈头痛,这个特点反映病变为蛛网膜下腔出血。

在错综复杂的疾病现象中鉴别症状表现相似的疾病,尤其要具体分析不同的特殊病征。

[例 9-16]

咳嗽、胸痛、呼吸困难是呼吸系统疾病最典型的一般病征，在以下十种呼吸系统疾病中几乎都可见到这些一般病征：哮喘、肺炎、肺脓肿、肺不张、慢性支气管炎、慢性阻塞性肺炎、支气管扩张、肺栓塞、肺癌、肺结核。要想准确的作出鉴别诊断，只有仔细寻找特殊病征，如是否有气道高反应性；是否咯铁锈色痰；X 线所见是否有液气平面空腔等等。

特殊病征的相对性往往表现在：

滞后性。特殊病征有时要在病情发展到一定阶段才出现，具有滞后性。许多疾病当特殊病征出现时，往往是疾病的晚期，预后效果不好。

缺损性。由于某种原因未见特殊病征，具有缺损性，如发热、白细胞总数增加与中性分类比例升高，核左移同时出现，是一般感染的特殊病征。然而可因年老体衰的原因缺乏这些特殊病征的表现。麦氏点压痛、反跳痛，通常是急性阑尾炎的重要体症，但某些个体感觉迟钝、反应性低，此体症可不明显。

变异性。由于某种原因特殊病征发生变化，具有变异性。预防用药、免疫注射、抗生素的使用等原因，使许多人的疾病过程发生了变化。

易混淆性。由于某种原因特殊病征被误认，具有易混淆性。临床医生会将本来不是特殊病征误认为是具有决定意义的特殊病征。

因此，对特殊病征的诊断意义不能绝对化。如果在诊断中拘泥于特殊病征，往往贻误病情，甚至得不到正确诊断，为了把握病变的本质，需要做全面的综合分析，这就必须在重视疾病表现中的特殊病征的同时，也重视一般病征。

3. 一般病征的条件性与整合性

一般病征在进行单独评价时，通常不作为诊断的依据，但当一个或几个一般病征(A)同特殊病征(B)结合出现的时候($A_1+\cdots A_n+B$)，或多个一般病征结合出现的时候($A_1+A_2+A_3\cdots+A_n$)，则可具有诊断意义。

一般病征具有前提作用，有利于明确诊断方向。以一般病征为前提，才能对疾病诊断作出初步归类，才能可靠地根据特殊病征作出诊断。在某种意义上，一般病征甚至可以帮助医生明确诊断方向。

一般病征具有综合作用,有利于对疾病资料的总体把握。临床上有许多疾病缺乏特殊病征,诊断只能依靠对一般病征的综合。例如散发性的黄疸型病毒性肝炎,常无明显的流行病学资料,而黄疸、肝大、发热、消化道症状、血清谷丙转氨酶增高等主要表现都不是此病特有的。可以说都是一般病征。对这种缺乏特殊病征的疾病,必须注意它的一般病征及其相互联系,从总体上来把握。不少疾病的诊断,正是依据对一般病征的综合,来排除其他疾病,认识其特殊本质的。尤其是不典型病例的鉴别诊断,对特异性不强的一般病征的综合分析,就显得更为重要了。

忽略一般病征,将使我们在很多情况下,失去诊断线索。

一般病征具有提示作用,有利于疾病的早期诊断。一般病征的综合分析,是疾病的早期诊断的重要条件之一。在出现特殊病征时,疾病往往已不是早期。为了做到早期诊断,常常需要注意对一般病征的综合分析。

可见一般病征能够为进一步认识病变的性质、部位和原因,提供深入思考的基础和方向。若不注意具体分析一般病征的临床意义,拘泥于某一两个特殊病征,有时会使我们失去早期诊断的时机,造成治疗上的困难。

总之,在诊断认识中要对特殊病征和一般病征"具体情况具体分析",切忌绝对化和片面性。

(九) 治疗目的与治疗手段

1. 治疗目的与治疗手段的界定

在医学哲学视野中,治疗目的与治疗手段是反映医疗实践过程中主观与客观关系的医学哲学范畴。所谓治疗目的,是医患双方根据疾病的实际情况和诊疗需要而提出的治疗目标。所谓治疗手段,是为了实现治疗目的而采用的方法、途径、措施和方式。

诚如目的和手段是任何实践活动基本条件一样,[9]治疗目的与治疗手段是医疗活动的基本要件,仅有主观治疗目的而没有达到治疗目的的客观治疗手段,医疗过程无法"合目的性"地实现;治疗目的合理设置与治疗手段的合理选择是治疗效果的基本保证,没有合理的治疗目的,或治疗手段选择不当,难以获得满意的治疗效果。

治疗目的是医患双方控制或治愈疾病的理想和愿望的抽象。治疗目的的主体不仅包括医疗技术人员,也包括患者。治疗目的是医患双方共同的主观愿景,是医患双方对治疗活动可能达到结果的共同设计。治疗手段是医患双方在知情同意的语境下,共同选择的结果。由医方独控话语权,单方面裁定治疗目的和治疗手段的做法,从根本上说,不利于维护患者的根本权益,也不利于治疗目的的实现;放弃医生在治疗目的设定和治疗手段选择中的主导地位,同样不符合患者的切身利益。

2. 治疗手段的辩证思考

(1) 不可忽视的精神手段

治疗手段有着自己的独特的研究维度。从疗效维度,可以分为特效的、高效的、有效的、低效的和无效的治疗手段;从结构维度,可以分为精神的、物质的和制度的治疗手段。精神性治疗手段如医学人文知识、关爱生命的情感、临床工作的经验、临床决策的意志等要素,物质性治疗手段如药物、手术、治疗器械等,制度性治疗手段如治疗方案、手术方法、治疗资源组织管理等要素。

人们很容易将治疗手段局限在物质性治疗手段的范围内,忽视精神性治疗手段和制度性治疗手段的存在和作用。临床医生只有综合运用自己的知识、经验,在情感、意志的参与下,在管理治疗手段的支持下,才能顺利实施医疗实践过程。没有管理治疗手段的统筹安排和组织协调,治疗过程无法开展;没有医学人文精神的指导,没有果断的决策意志,治疗目的难以实现。治疗过程就是以主观治疗手段为驱动,管理治疗手段为中枢,客观治疗手段为依托的主观与客观协调一致的过程。

(2) 不可忽视的制约因素

治疗手段的发现、发明和创造有众多制约因素,其中,病因、发病机制和科学发明创造是三个关键因素。一般说来,病因清楚、发病机制明确,则治疗手段的研究和开发方向明确,在临床实践中往往具有较好的效果;病因不清,发病机制不明,则治疗手段的研究和开发无的放矢,在临床实践中往往处于摸索状态。

现实的治疗目的提出来之后,就会运用和改造原有的治疗手段,以期实现治疗目的。当原有的治疗目的实现之后,人们又会在实现原有治疗目的之治疗手段的基础上提出新的需要和治疗目的。新治疗目的又推动人们发明创造更新的治疗手段。

医学发展的历史就是:治疗手段—治疗目的—治疗手段,相互连接、相互推动、相互促进而不断发展的过程。一部医学发展史,就是这样循环往复以致无穷的递进发展史。

(3) 不可忽视的不良作用

无论治疗手段如何进步，无论选择何种治疗手段，都必须理性评估其对患者可能带来的伤害。现代化的医疗手段即使没有对机体产生严重的不良作用，也会在医治疾病的同时借助或消耗机体自身的健康指数，甚至还会损害机体的健康能力，不同程度地会缩减人的自然寿命。对此，必须有清醒的认识并予以高度重视。

3. 相互规定与制约

(1) 相互规定

治疗目的规定治疗手段，治疗手段服从治疗目的。所谓治疗目的决定治疗手段，是指当某种治疗目的决定之后，要求按治疗目的选择或创造治疗手段，并服务于此治疗目的。治疗手段是作为实现治疗目的的治疗手段，正是治疗目的使之成为治疗手段，具有治疗手段的性质；脱离一定治疗目的，不为一定治疗目的服务的治疗手段，是不具有生命力的、非现实的治疗手段。

治疗手段规定治疗目的，一定的治疗目的，要凭借一定的治疗手段来实现。治疗手段决定治疗目的的制定规格和实现程度。人们所确定的治疗目的计划，虽然有主观需要的成分，但它决不是主观想象的东西。一定的治疗手段，是一定治疗目的制定的前提，治疗目的总是建立在客观治疗手段所允许的范围内。确立治疗目的只是提出任务，选择治疗手段才能实现任务。在这个意义上说，治疗手段，特别是高效治疗手段的有无和选择决定着治疗目的的确立。

(2) 相互制约

治疗目的与治疗手段相互制约。二者各以对方的存在作为自己存在的前提。双方共处于医学实践之中。治疗目的的实现，不是凭想象解决的。治疗目的的现实性依赖于治疗手段的现实性。没有治疗手段的发展和提高，就没有治疗目的的发展和提高。就是说，现有何种治疗手段或从现实的条件出发能创造出何种治疗手段，决定着人们确定治疗活动将达到何种治疗目的。如果有很高的治疗目的，而没有达到治疗目的的足够治疗手段，治疗目的再高也只是幻想。人们不能实现治疗目的的通常原因，是脱离了现有条件可提供的治疗手段主观地决定治疗目的，在这种情况下，就要仔细审查现有治疗手段的情况，适当调整追求的目标。

(3) 相互渗透与转化

治疗目的与治疗手段的相互渗透表现在观念性的选择之中。任何治疗目的的确立,都包含着对治疗目的实现的预计,从具体的条件上说,主要就是以是否具备可以利用的治疗手段,至少是是否具备创造某种必要的治疗手段所需要的成熟条件为根据。因此,人们提出或设立某种具有现实意义的治疗目的,就包含了对获得现实的治疗手段的观念性选择或创造。正因为治疗目的中观念地包含了治疗手段的因素,所以人才能按照一定治疗目的自觉地选择或创造一定的治疗手段。

治疗目的和治疗手段的相互转化表现在实践性的创造之中。由于治疗目的和治疗手段相互渗透,所以它们能在一定条件下相互转化。这表现在多个方面,比如,现实中治疗手段性因素的成熟和齐备,导致治疗目的的确立,这是治疗手段向治疗目的的转化;现阶段的治疗目的一旦实现,它就转化为实现长远治疗目的的治疗手段,而长远治疗目的虽然对当下来说,还是理想,还是未来,但未来可以导向现实,因此,长远治疗目的也可以转化为实现现阶段治疗目的的治疗手段。局部治疗目的与整体治疗目的的关系也是如此。局部治疗目的一旦实现可以作为实现整体治疗目的的治疗手段,同时整体治疗目的又可以对局部治疗目的的实现提供宏观支持,作为实现局部治疗目的的治疗手段。

(4) 一致与背离

一般说来,治疗目的与治疗手段具有一致性,治疗目的决定治疗手段,治疗手段为治疗目的服务,没有治疗目的的治疗手段是没有意义的。同时,治疗目的又不能脱离相应的治疗手段,一定的治疗目的总要通过一定的治疗手段才能实现。因此,坚持治疗目的与治疗手段的一致性,是医德行为选择的出发点和要求。在评价医务人员的行为是否符合医德要求时,不但要看其是否有正确的治疗目的,而且要看其是否选择了恰当的治疗手段,使正确的治疗目的能够得以实现。就治疗目的而言,绝大多数医务人员是希望把病人的病治好,使之早日康复的,这是一种符合道德要求的医学治疗目的。但是也不排除极少数医务人员在医疗实践中会产生不符合道德要求的非医学治疗目的。

医学治疗手段与治疗目的的背离主要表现为治疗手段选择不妥当。不该用的治疗手段用了,或者该用甲种治疗手段而用了乙种,或者治疗手段使用过度。出现这种情况有着复杂的原因。有的是因为病情变化迅速,短时间内难以诊断;有的是因为临床经验和诊断水平的局限,有的是因为临床思维方式的因素,有的是顺应患者对检查的主动要求,有的是担心医患纠纷,为举证倒置而为之。治疗手段背离不仅治疗效果不理想,甚至导致医疗偏差和事故。

医学治疗手段与治疗目的严重背离主要表现为治疗手段完全背离治疗目的,出于个人私利,为了获得不道德的经济收入而动用不必要的治疗手段。比如,可用一般检查完成的项目弃之不用而刻意安排费用高昂的检查,可用一般药物治疗弃之不用而刻意用价格高贵或者有回扣的药品,可以保守治疗而安排手术治疗,可以用价格低廉且安全有效的国产医疗器材而弃之不用而推荐甚至指定昂贵的进口器材以图丰厚的回报等等,均属于医学治疗手段与治疗目的严重背离。医学治疗手段与治疗目的的严重背离直接损害患者的利益,损伤患者的健康,是恶化医患关系、导致医疗差错和医疗事故的重要诱因或原因。

符合患者最大利益的治疗目的,是合理的治疗目的。它具有如下特征:第一,合目的性,符合并能够使合理治疗目的实现。第二,低伤害性,无伤害至少伤害小,副作用低。第三,可承受性。经济支出超过一般人承受限度的治疗手段,其使用价值和适用范围也会受到限制。

在追求合理的治疗目的的时候,要注意其复杂性的方面。合理的治疗目的,并非都是现实的。因为即使是合理的治疗目的,也要经过实践才能实现,变为现实。在头脑中是合理的治疗目的,并不等于现实。如人们的治疗目的有当下的、近期的、远期的几种情况。有些是能够在当下很快实现,有些只能在未来才能实现。但不能在当下实现的治疗目的,并不都是不合理的,反之,就是在当下实现了,却未必就是合理的。在某种特殊条件下,不合理的治疗目的也可能暂时达到。

注释:

[1] 马佩:《逻辑哲学》,上海:上海人民出版社,2008年,第56页

[2] 《马克思恩格斯选集》第三卷,北京:人民出版社,1995年,第536页和第648页的注释第326条

[3] 恩格尔哈特著,范瑞平译:《生命伦理学基础》,北京:北京大学出版社,2006年,第199页

[4] 恩格尔哈特著,范瑞平译:《生命伦理学基础》,北京:北京大学出版社,2006年,第204页

[5] 罗伯特、H.弗莱彻著,周惠民主译:《医学的证据》,青岛:青岛出版社,2000年,

第 45 页

[6] 刘虹:论典型症状的相对性,《医学与哲学》,1995 年第 1 期,第 12 页
[7] 刘虹:论典型症状的相对性,《医学与哲学》,1995 年第 1 期,第 12 页
[8] 刘虹:论典型症状的相对性,《医学与哲学》,1995 年第 1 期,第 12 页
[9] 钟克钊.论目的与手段,《江海学刊》,1996 年第 5 期,第 108 页

参考文献

弗格拉希若,刘丕坤译:《逻辑学》,北京:生活·读书·新知三联书店,1979

金岳霖:《形式逻辑》,北京:人民出版社,1979

彭庆星:《医学逻辑学》,长沙:湖南科学技术出版社,1989

冯棉:《广义模态逻辑》,上海:华东师范大学出版社,1990

苏越:《医疗文体与逻辑思维》,北京:北京师范大学出版社,1990

中国人民大学:《普通逻辑》,上海:上海人民出版社,1993

上海市逻辑学会:《传统逻辑与现代逻辑》,北京:开明出版社,1994

姜全吉:《逻辑学》,北京:高等教育出版社,1994

周北海:《模态逻辑》,北京:中国社会科学出版社,1996

中国逻辑学会编委会:《逻辑今探》,北京:社会科学文献出版社,1999

熊立文:《现代归纳逻辑的发展》,北京:人民出版社,2004

孟祥才:《临床诊断逻辑》,上海:第二军医大学出版社,2004

王明辉:《何谓逻辑学》,北京:中国戏剧出版社,2005

陈波:《逻辑哲学》,北京:北京大学出版社,2005

郑伟宏:《逻辑与智慧新编》,北京:北京大学出版社,2005

胡龙彪,黄华新:《逻辑学教程》,杭州:浙江大学出版社,2006

[美]柯匹,科恩著,张建军,潘天群等译:《逻辑学导论》,北京:中国人民大学出版社,2007

邢滔滔:《数理逻辑》,北京:北京大学出版社,2008

陈波:《逻辑学十五讲》,北京:北京大学出版社,2008

张大松:《科学思维的艺术》,北京:科学出版社,2008

马佩:《逻辑哲学》,上海:上海人民出版社,2008

程树铭:《逻辑学》,北京:科学出版社,2009

陈克守,刘金文主编,《逻辑学》,济南:山东人民出版社,2008

赫尔利著,陈波等译:《简明逻辑学导论》,北京:世界图书北京出版公司,2010

游程:《巧妙的逻辑思维》,廊坊:新世界出版社,2009